JN095315

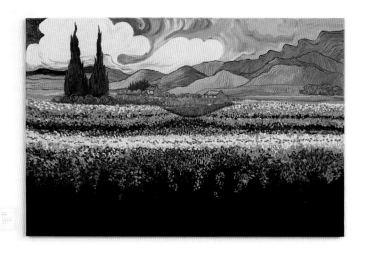

眼科用VEGF^注阻害剤 薬価基準収載

ベオビュ® 硝子体内注射用キット120mg/mL

（ヒト化抗VEGFモノクローナル抗体一本鎖Fv断片）

新発売

劇薬 処方箋医薬品 注意－医師等の処方箋により使用すること

Beovu® ブロルシズマブ（遺伝子組換え）硝子体内注射液

注) VEGF:VASCULAR ENDOTHELIAL GROWTH FACTOR（血管内皮増殖因子）

効能又は効果、用法及び用量、禁忌を含む使用上の注意等については、製品添付文書をご参照ください。

製造販売（輸入） 　（文献請求先及び問い合わせ先）

ノバルティス ファーマ株式会社

東京都港区虎ノ門1-23-1　〒105-6333

ノバルティス ダイレクト
TEL：0120-003-293

販売情報提供活動に関するご意見
TEL：0120-907-026

受付時間：月～金 9:00～17:30（祝祭日及び当社休日を除く）

2020年5月作成

ᕙ NOVARTIS

2019-2020 日本医書出版協会・認定書店一覧

日本医書出版協会では下記書店を医学書の専門店・販売店として認定しております。本協会認定証のある書店では，医学・看護書に関する専門的知識をもった経験豊かな係員が皆様のご購入に際して，ご相談やお問い合わせに応えさせていただきます。
また正確で新しい情報を常にキャッチし，見やすい商品構成などにも心がけて皆様をお迎えいたします。医学書・看護書をご購入の際は，お気軽に，安心して認定店をご利用賜りますようご案内申し上げます。

■ 認定医学書専門店

＊医学書専門店の全店舗（本・支店，営業所，外商部）が認定店です。

北海道	東京堂書店	東 京	文光堂書店	静 岡	ガリバー	島 根	島根井上書店
	昭和書房		医学堂書店	愛 知	大竹書店	岡 山	泰山堂書店
宮 城	アイエ書店		稲垣書店	三 重	ワニコ書店	広 島	井上書店
山 形	髙陽堂書店		文進堂書店	京 都	辻井書院	山 口	井上書店
栃 木	廣川書店	神奈川	鈴文堂	大 阪	関西医書	徳 島	久米書店
	大学書房	長 野	明倫堂書店		ワニコ書店	福 岡	九州神陵文庫
群 馬	廣川書店	新 潟	考古堂書店	兵 庫	神陵文庫	熊 本	金龍堂
千 葉	志学書店		西村書店	奈 良	奈良栗田書店	宮 崎	田中図書販売

■ 認定医学書販売店

北海道	丸善雄松堂 ・札幌営業部	東 京	丸善雄松堂 ・首都圏医療営業部	愛 知	丸善雄松堂 ・名古屋医療営業部	
	紀伊國屋書店 ・札幌本店		オリオン書房 ・ノルテ店	京 都	大垣書店 ・イオンモールKYOTO店	
岩 手	東山堂 ・外商部 ・北日本医学書センター	神奈川	有隣堂 ・本店医学書センター ・書籍外商部書籍営業課 ・医学書センター北里大学病院店 ・横浜駅西口店医学書センター	大 阪	紀伊國屋書店 ・梅田本店 ・グランフロント大阪店	
宮 城	丸善 ・仙台アエル店		丸善 ・ラゾーナ川崎店		ジュンク堂書店 ・大阪本店	
	丸善雄松堂 ・仙台営業部	富 山	中田図書販売 ・本店 ・外商部 ・富山大学杉谷キャンパス売店		MARUZEN&ジュンク堂書店 ・梅田店	
秋 田	加賀谷書店 ・外商部			香 川	宮脇書店 ・本店 ・外商部 ・香川大学医学部店	
福 島	岩瀬書店 ・外商センター ・富久山店	石 川	明文堂書店 ・金沢ビーンズ			
茨 城	ACADEMIA ・イーアスつくば店	福 井	勝木書店 ・外商部 ・福井大学医学部売店	愛 媛	新丸三書店 ・本店／外商部 ・愛媛大学医学部店	
埼 玉	佃文教堂	静 岡	谷島屋 ・浜松本店 ・浜松医科大学売店	高 知	金高堂 ・本店 ・外商センター ・高知大学医学部店	
東 京	三省堂書店 ・神保町本店					
	ジュンク堂書店 ・池袋本店		吉見書店 ・外商部	福 岡	丸善雄松堂 ・福岡営業部	
	紀伊國屋書店 ・新宿本店新宿医書センター	愛 知	三省堂書店 ・名古屋本店		ジュンク堂書店 ・福岡店	
	丸善 ・丸の内本店			沖 縄	ジュンク堂書店 ・那覇店	

2020.01作成

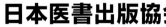

一般社団法人
日本医書出版協会
https://www.medbooks.or.jp/

〒113-0033
東京都文京区本郷5-1-13 KSビル7F
TEL (03)3818-0160　FAX (03)3818-0159

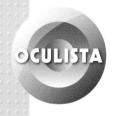 # 編集企画にあたって…

　COVID-19 のパンデミックが始まって半年がたった．しかし新型コロナウイルス感染症の全貌は明らかではなく，我々は未だカオスの中にいる．このウイルスが弱毒化しパンデミックが収束してゆくのか，それとも未だ経験したことのない展開があるのか，我々の行く手は茫々たる霧の中であり，今後の病院やクリニック運営の舵取りには困難が予想される．

　一年以上前になるが，私上田に本誌編集主幹である順天堂大学眼科主任教授，村上 晶先生から，開業医の目線で今後の眼科医療を展望してみてはいかがかとのご下命があった．私一人の手には余るので，東京の開業医仲間である大木孝太郎先生，井上賢治先生にもお願いし，編集に加わっていただくよう快諾を得た．全体の編集方針は 3 人で話し合って決めたが，Ⅰ章の著者選定は上田が担当し，Ⅱ章は大木，井上両先生にお願いした．Ⅲ章は井上先生の人選である．

　勤務医と比べた時，開業医に特に求められる資質は経営感覚であろう．コロナ時代のように急激に変化していく医療，経済などの社会情勢の情報を収集し，自身，家族，従業員とその家族の生活を背負って，しっかりと舵取りを行っていく必要がある．

　IT の発達も手伝い，玉石混交の過剰情報が巷に溢れている．現代では価値観も多様化しており，理想とするところも個々人によって異なっている．必要とする情報はそれぞれのニーズに合わせて自身で取捨選択するしかない．
さりながら，さまざまな分野の幅広い知識によって形成された基礎力，さまざまな観点での正確な実地情報はどなたにも必須であろう．必要な情報のほんの一部にしかならないかも知れないが，このような基礎体力を作る情報を提供したいと考えて本特集を編集した．

　本特集が読者の皆様がコロナの時代を生き抜き，少しでも変化を先読みする未来予見力を養うお手伝いとなれば幸いである．

　末筆とはなるが，大変お世話になった全日本病院出版会の松澤玲子さん，松田一穂さんに深謝する．

2020 年 8 月

上田俊介

大木孝太郎

井上賢治

KEY WORDS INDEX

WRITERS FILE
（50音順）

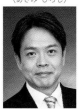

浅見　浩
（あさみ　ひろし）

1992年	早稲田大学政治経済学部経済学科卒業
2004年	株式会社優経マネジメント設立，代表取締役
2006年	浅見社会保険労務士事務所開設，所長
2015年	浅見社会保険労務士法人に改組，代表社員

金森　章泰
（かなもり　あきやす）

1999年	神戸大学卒業
2004年	医学博士取得 兵庫県立尼崎病院眼科，医員
2006年	神戸大学医学部附属病院眼科，助手
2008年	モントリオール大学眼科研究留学
2010年	神戸大学医学部附属病院眼科，助教
2014年	同，講師
2017年	かなもり眼科クリニック，院長 神戸大学医学部附属病院眼科，非常勤講師

高野　章子
（たかの　しょうこ）

1992年	東北大学卒業 同大学眼科入局
1998年	同大学大学院修了 山形市立病院済生館眼科
1999年	大田西ノ内病院眼科
2004年	仙台赤十字病院眼科
2007年	とみざわみなみ眼科クリニック，院長

井上　賢治
（いのうえ　けんじ）

1993年	千葉大学卒業
1998年	東京大学大学院卒業
1999～2000年	同大学医学部附属病院分院眼科，医局長
2000～02年	蛍水会名戸ヶ谷病院眼科，部長
2002年	済安堂井上眼科病院
2006～12年	済安堂お茶の水・井上眼科クリニック，院長
2008年	医療法人社団済安堂，理事長
2012年	済安堂井上眼科病院，院長

川井　基史
（かわい　もとふみ）

1997年	旭川医科大学卒業 同大学眼科入局
2004～05年	東京医科大学八王子医療センター眼科（国内留学）
2010～12年	熊本大学大学院生命科学研究部眼科学分野（国内留学）
2013年	旭川医科大学大学院医学系研究科医学専攻，博士課程修了
2016年	同大学眼科，講師
2018年	あさひかわ眼科クリニック，院長

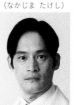

中島　剛
（なかじま　たけし）

1997年	慶應義塾大学卒業 同大学眼科入局
1999年	虎の門病院眼科
2002年	伊勢慶應病院眼科
2003年	虎の門病院眼科
2005年	慶應義塾大学眼科，助手
2006年	慈眼会こうづか眼科
2008年	川崎市立川崎病院眼科
2012年	永寿総合病院眼科
2018年	大井町なかじま眼科・内科，院長

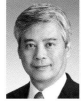

上田　俊介
（うえだ　しゅんすけ）

1978年	順天堂大学卒業
1979年	同大学眼科，助手
1986年	米国ロチェスター大学眼科，インストラクター＆フェロー
1988年	同，アシスタントプロフェッサー
1989年	順天堂大学眼科，講師
1997年	上田眼科，院長

佐藤　敏信
（さとう　としのぶ）

1983年	山口大学卒業 厚生省公衆衛生局地域保健課
1997年	帝京大学，非常勤講師
2001年	厚生労働省大臣官房厚生科学課健康危機管理官
2004年	岩手県保健福祉，部長
2005年	厚生労働省雇用均等児童家庭局母子保健，課長
2006年	同医政局，指導課長
2008年	同保険局，医療課長
2010年	環境省総合環境政策局，環境保健部長
2013年	厚生労働省，健康局長
2014年	厚生労働省退職 日本医師会総合政策研究機構（日医総研），主席研究員
2015年	岡山大学大学院歯薬学総合研究科，非常勤講師
2017年	久留米大学，特命教授 日本医師会総合研究機構客員研究員
2019年	山口大学大学院医学系研究科公衆衛生学・予防医学講座，客員教授

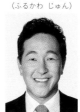

古川　淳
（ふるかわ　じゅん）

1997年	明治大学商学部卒業 プライスウォーターハウスクーパース中央青山監査法人入所
2002年	公認会計士3次試験合格／公認会計士登録
2005年	株式会社キャピタルメディカ設立，代表取締役（現任）

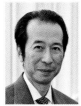

大木孝太郎
（おおき　こうたろう）

1979年	東京慈恵会医科大学卒業
1984年	米国イリノイ州立大学
1988年	東京慈恵会医科大学眼科，講師 同大学付属柏病院診療部長
1996年	医療法人社団創樹会大木眼科，院長
0000年	山口大学，非常勤講師
0000年	日本医科大学，非常勤講師
0000年	東京慈恵会医科大学，非常勤講師

柴　琢也
（しば　たくや）

1994年	東京慈恵会医科大学卒業 国立病院機構東京医療センター，臨床研修医
1996年	東京慈恵会医科大学眼科学講座，助手
2002～03年	フランス国立パリ第6大学附属眼科病院，研究員
2007年	東京慈恵会医科大学眼科，講師
2014年	同大学附属第三病院眼科，診療部長
2017年	同大学眼科，准教授
2019年	六本木 柴眼科，院長

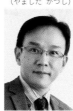

山下　克司
（やました　かつし）

1987年	日本IBM（株）入社
2007年	IBM Corporation の Distinguished Engineer に任命
2009年	IBM Japan CTO（クラウド）就任
2020年	IBM退職，山下技術開発事務所開設（現任）

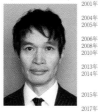

眼科開業の New Vision
―医療界の変化を見据えて―

編集企画／上田眼科院長　上田俊介・大木眼科院長　大木孝太郎・井上眼科病院院長　井上賢治

Monthly Book

OCULISTA

編集主幹／村上 晶　高橋 浩

CONTENTS

CONTENTS

「OCULISTA」とはイタリア語で眼科医を意味します．

MB OCULI. No. 90：1-3, 2020

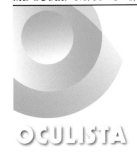

特集／眼科開業の New Vision─医療界の変化を見据えて─

Ⅰ. 医療界の今後
10年先の日本の医療界

古川　淳*

はじめに

　筆者は 2005 年に設立したキャピタルメディカで病院組織の立て直しをメインとしたコンサルティング事業を展開してきた．真摯に臨床に取り組む医療従事者とその思いを形にできない病院組織のギャップを解消することで病院の医療提供体制を再構築している．

　日本の医療業界は，人口減少・高齢化と国の財源不足，医療従事者不足という舵取りが難しい時期に差しかかっている．

　総務省のデータによると日本の人口は，2008 年頃をピークに 2020 年 1 月 1 日現在では 1 億 2602 万人（65 歳以上割合 28.4％），2019 年の同期に比較して 30 万人の減少となっている．人口変動を年齢構成でみていくと 65 歳未満が約 60 万人減少し，65 歳以上が 30 万人増加している．

　医療現場においては，人口減少・高齢化が大きな影を落としている．人口の減少と高齢化は，患者の高齢化だけでなく医療従事者の確保も困難にしつつある．特に地方部においてはこの傾向が強く，人材確保ができない医療機関が増加している．人材確保ができないことにより医師や看護師が引退できないことが医療従事者の高齢化の原因でもある．

　これから 10 年後や 20 年後を考えると，地方において医療の提供をこれまで通りに行うことが難しいと思われる．

　そこで，将来の医療の提供は，国が地域包括ケアシステムという地域単位で医療や介護を担う仕組みを地域ごとに確立していくことで支えていくことを考えている．

　地域包括ケアシステムは，図 1 に示すように「介護・リハビリテーション」「医療・看護」「保健・予防」「すまいとすまい方」「生活支援・福祉サービス」の 5 つの要素から構成されている．

　「介護」「医療」「予防」という専門的なサービスが「すまい」「生活支援・福祉サービス」という前提のもとに相互連携しながら支えていくという概念のもとに構成されている．

　地域包括ケアシステムは，全世代を対象としているが，実際には，高齢者を支える仕組みであることは間違いない．

　これからこの地域包括ケアシステムのなかでどのように高齢者を支えていくのかが専門診療科としての役割となるのである．

　このように考えると地域において介護施設や自宅で療養している方々が在宅医療を受けるにあたり，内科の医師が訪問診療するだけでなく眼科や整形外科，皮膚科等の疾患を抱えた高齢者で医療機関へ通院することが困難な方への対応も必要となってくる．

* Jun FURUKAWA，〒105-0001　東京都港区虎ノ門 1-2-3　株式会社キャピタルメディカ，代表取締役

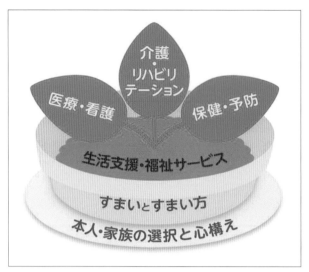

図 1. 地域包括ケアシステムの 5 つの構成要素
(平成 25 年 3 月地域包括ケア研究会報告「地域包括
ケアシステムの構築における今後の検討のための
論点」より)

高齢化と国民医療費

　2017 年の国民医療費は，43 兆 710 億円と前年度に比べて 9,329 億円増加した．国民医療費は，日本の人口 1 人あたり 34 万円となり，国内総生産(GDP)に対して 7.87％となった．

　国民医療費の増加の要因は，医療技術の進化と高齢者の増加といわれている．

　医療技術の進化は，高額な医薬品や医療材料，医療機器であり，抑制が難しいという問題を抱えている．

　そして，高齢者になるとさまざまな疾患を抱え，ちょっとしたことで入院し，長期化するようになる．そのため，高齢者に対する対策が国にとっての緊急課題であり，入院医療における診断群分類に基づく 1 日あたり定額報酬算定制度(DPC/PDPS)や短期滞在手術等基本料といった診療報酬の定額支払いは，医療の効率化を進めるためのものである．

　一方で，病気にならないような予防医療にも対策が取られている．

　特定健診・特定保健指導により生活習慣病を発症させないようにすることや生活習慣病が発症したとしても重症化しない取り組みが診療報酬点数で規定されている．

　現在，国の医療政策の方向性が，国民医療費の抑制と財源の確保であることは間違いない．

眼科医療と医療機関

　日本眼科医会研究班により 2007 年の推計された視覚障害による経済コストの総額は 2 兆 9,217 億円と推定されている[1]．

　視覚障害への対応は，眼科医療における大きな課題であるが，医療施設調査や医師・歯科医師・薬剤師調査(以下，3 師調査)でみていく限り将来的に不安も覗かせている．

　表 1 の 2016 年 3 師調査によれば，眼科医師数は，1998 年の 11,408 人から 2016 年の 13,144 人へと年間 100 人程度増加している．

　一方で，表 2 をみると眼科医師の年齢構成は，70 歳以上が 1,142 人，60〜69 歳以上が 2,228 人と眼科医師の高齢化も進展し，これから 10 年後の眼科医療の提供に支障をきたす可能性を秘めている．

　眼科医師の高齢化がもたらす影響は，国が行う医療施設調査にも現れている．2008 年に 8,403 施設あっ

表 1. 医療施設従事者医師数(眼科医)の動向(2016 年医師・歯科医師・薬剤師調査)

西　暦	1998	2000	2002	2004	2006	2008	2010	2012	2014	2016
眼科医師数	11,408	12,060	12,448	12,452	12,363	12,627	12,797	12,835	12,938	13,144

表 2. 2016 年の年齢別眼科医数(2016 年医師・歯科医師・薬剤師調査)

年　齢	30 歳未満	30〜39 歳	40〜49 歳	50〜59 歳	60〜69 歳	70 歳以上
眼科医師数	462	2,116	3,781	3,415	2,228	1,142

た診療所は,2017 年には 8,226 施設と徐々に減少し,眼科を標榜する病院も 2008 年の 2,498 施設から 2017 年には 2,414 施設と眼科医療の提供できる病院も減少傾向にある.

医師の高齢化と医療機関の減少により眼科医療の提供が減りつつあるなかで,さらに追い討ちをかけかねない働き方改革が 2024 年から医師に対しても適応されていく.

現在,病院における眼科医の 2017 年の医療施設調査では常勤換算で 5,017 人とされている.これが働き方改革により働く時間に制限がかかるとなると現場の混乱は必須となる.

眼科と地域医療

これからの眼科系疾患は,生活習慣病から由来する疾患が高齢化により増加していく.

そして高齢化の進展は,医療の中心が治療からケアへと変化していくことも表している.この治療からケアへの変化が臨床の場も変化させようとしている.

内科等の診療科もそうであるが,これまで外来や入院といった医療機関へ来院してもらうことで行われていた医療が自宅や介護施設において提供されるようになった.

当然であるが,訪問診療を受けている患者は,通院が困難な理由を抱えているため医師が患者の側へ出向くこととなるのである.

現在,診療報酬点数において C001 在宅患者訪問診療料(Ⅰ)2 在宅患者訪問診療料 2 イ同一建物居住者以外の場合 830 点というものがあり,訪問診療を主として提供している医師からの依頼により訪問した場合に算定できるようになっている.

このように診療報酬点数も在宅療養している患者について専門医療の提供が必要であり,その対応も診療報酬点数で整備されている.

これからの医療界

これから日本は,高齢化率が高くなり医療・介護のニーズが急激に増加していく.そのなかで,国は財政運営と医療保険を持続させていくことがより厳しく求められていく.

そこで結局のところ医療・介護のサービス提供に対して効率化を求めていく政策が進行していく.

加齢による眼科系疾患や生活習慣病の重症化への対応は,これからの眼科の課題であることは間違いない.

医療の提供の場も外来・入院に限らず在宅医療や遠隔医療といった新たな分野にも及ぶ未知の時代である.

文　献

1) 日本眼科医会研究班:日本における視覚障害の社会的コスト.日本の眼科,**80**(6)付録:44-46,2009.

Monthly Book OCULISTA
創刊 5 周年記念書籍

好評書籍

すぐに役立つ
眼科日常診療のポイント
―私はこうしている―

■編集 大橋裕一(愛媛大学学長)／村上　晶(順天堂大学眼科教授)／高橋　浩(日本医科大学眼科教授)

日常診療ですぐに使える！
診療の際にぜひそばに置いておきたい一書です！

眼科疾患の治療に留まらず、基本の検査機器の使い方から
よくある疾患、手こずる疾患などを豊富な図写真とともに
詳述！患者さんへのインフォームドコンセントの具体例を
多数掲載！
若手の先生はもちろん、熟練の先生も眼科医としての知識
をアップデートできる一書！ぜひお手に取りください！

2018 年 10 月発売　オールカラー　B5 判
300 頁　定価(本体価格 9,500 円＋税)
※Monthly Book OCULISTA の定期購読には含まれておりません

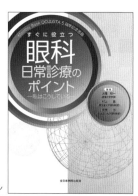

Contents

 全日本病院出版会　〒113-0033 東京都文京区本郷 3-16-4　Tel:03-5689-5989
www.zenniti.com　　　　　　　　　　　　　　　　　　　　　Fax:03-5689-8030

MB OCULI. No. 90：5－8, 2020

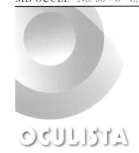

特集／眼科開業の New Vision─医療界の変化を見据えて─

Ⅰ. 医療界の今後
10 年先の医療行政

佐藤敏信*

　10 年先の医療行政を考えるうえで，まず重要なことは，超高齢の患者が増えてくること，それに伴う種々の状況の変化に対応しなければならないということである.

　厚生労働省も含め政府は，常に従属人口や介護保険の対象者など，制度設計との関連を考えるので，各種審議会や検討会に提示される資料も，ほとんどが 65 歳以上で一くくりにされている. 高齢者や超高齢者に焦点を当てた統計や分析はあまり目にすることがない. 図 1 は，平成 29 年の社会保障人口問題研究所（以下，「社人研」）の推計をもとに，筆者が 10 年後，つまり 2030 年までをグラフ化したものである. 社人研の推計は，出生，死亡について，低位，中位，高位で推移した場合に分けて推計している. 筆者は，医療の進歩等により死亡率は低位で推移すると予測している. そうなると 80 歳以上が全人口の 15% 近くになる. そのような年齢層では，図 2 に示すように ADL は極端に低下するうえ，認知能力についても同様である. 厚生労働省は，地域包括ケアシステムについて「～自立生活の支援の目的のもとで」「可能な限り住み慣れた地域で」「自分らしい暮らしを人生の最期まで続けることができるよう～」と説明するが，ことはそう簡単ではない.

　一方で，医療を巡る変化について想像力を働かせると，だいたい次のようなことが考えられる.
①侵襲性の低い検査や治療法の登場
②分子標的薬等，効果も高いが費用のかかる治療薬，治療機器の登場
③根本的ではないが，症状や苦痛を軽減するような治療法の登場
④いくつかの内科的疾患を持つうえに，さらに転倒・骨折によって ADL の低下した高齢者の増加
　先に④については触れた.
　①～③までの変化はいずれも高齢者の増加と相まって医療費の増嵩を招くに違いない.
　同時に，税金や保険料を支払ってくれる層＝「担い手」の減少が起きる.
　その対策としてどういうものが考えられるだろうか？
a）受療を抑制する.
b）医療側の供給をコントロールする.
c）医療費の自己負担分を増加させる.
d）保険給付となる医療サービスを限定する.
e）増税や保険料率を引き上げる.

　以下，解説する.

* Toshinobu SATO, 〒830-0011　久留米市旭町 67　久留米大学医療政策担当，特命教授

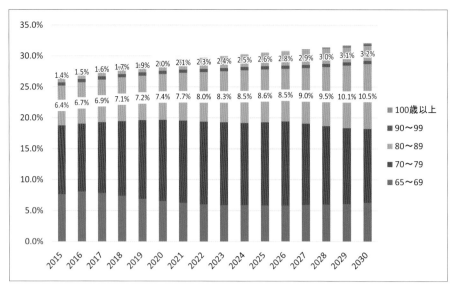

図 1. 日本の将来推計人口・高齢者比率（出生低位・死亡低位）
（平成 29 年社会保障人口問題研究所推計）

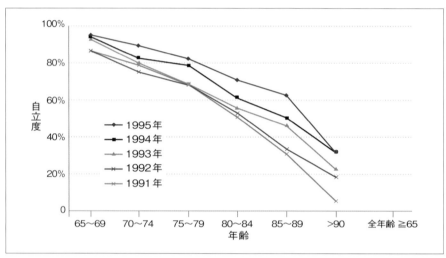

図 2. 65 歳以上の年齢別 ADL 自立度の割合と 1991〜95 年における動向
（東京都医師会：介護職員・地域ケアガイドブック．2011．より引用（一部改変））

　まず a）だが，ご存知のように我が国は韓国と並んで，外来の受診率も入院受療率も OECD 各国と比較してとびぬけて高い（図 3）．

　入院についてもほぼ同様の状況である．これらが OECD 並みになるだけで医療費は相当に減少する．また，医師数は OECD の平均よりは少ない．つまり，我が国は，少ない医師が多くの患者を診ているということである．したがって，過重といわれる医師の労働も軽減される．

　しかし，現状に満足している国民・患者に，「よく考えてから受診しましょう」等のキャンペーンだけで奏功するとは思えない．そこで先ほどの b）〜d）の対策が浮かび上がる．

　b）は，供給者誘発需要理論に沿ったものである．少し解説しておくと 1970 年にハーバード大学のマーティン・フェルドステイン教授が提唱し，スタンフォード大学のヴィクター・フュークス教授がこれを理論として発展させたものである．その要点は，医療というサービスは，医師や医療機関が市場に供給されれば，需要が喚起されるとするものである．この理論に沿って我が国で行われてきたものに，医学部定員

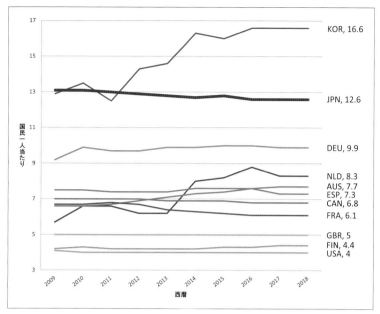

図 3. OECD 主要国別年間外来受診回数の推移
OECD Health Data 2019 を元に，データが欠落しているところは
筆者が補間してグラフ化

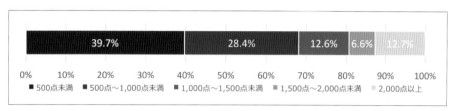

図 4. 外来医療費の 1 件当たり診療報酬点数の分布
（厚生労働省「医療給付実態調査」（平成 29 年度）より）
※1 点＝10 円であり，その一定割合が窓口負担

のコントロールがある．「医師については，過剰を招かないよう合理的な医師養成計画を樹立する」という考え方に基づき，1982 年 9 月には「今後における行政改革の具体化方策について」として閣議決定されている．具体的には，医学部・医科大学の新設の抑制，さらに進めて既存の医学部・医科大学の入学定員の削減も行った．もう一つは，1980 年の医療法改正において導入された医療計画である．「医療資源の地域偏在の是正と医療施設の連携の推進を目指す」とされているが，具体的には，病床過剰地域においては原則新規の増床を認めないとするものである．

　c)は，国民に対するサービスの低下のように見えるかもしれない．しかし，a)で述べたように，我が国の国民は比較的容易に医療機関を受診できている．図 4 は，財務省が 2019 年 11 月に財政制度審議会財政制度分科会に提出したものだが，ご覧いただくように，外来受診の約 40％は 500 点未満，つまり 5,000 円以下のものである．解説はないが，先ほどの OECD データとも合わせれば，「我が国の外来の受診率は極めて高いが，その多くは低額，すなわち軽症とみて良いのではないか」との主張と考えられる．

　財務省はここに，いわゆる免責制度を導入したいとの意向だ．たとえば 1,000 円なり，3,000 円なり設定し，そこまではその額を全額支払い，これを超える部分についてはこれまでのような 7 割等の保険給付をするというものである．これによって，受診抑制が起こることを期待している．もちろん受診抑制の結果，早期発見早期受診が阻害され，結果として重大な疾患を抱えている患者を見逃す危険性はある．

d)についてはいろんなパターンが考えられる．1つは，風邪，食べ過ぎ等の軽症や，簡単な治療薬については保険給付の対象としないというもの．これはc)のバリエーションともいえる．もう1つは，逆に初・再診料や入院基本料等，医療の根幹にかかわる部分は給付するが，高度の医療や高額の医療については給付を制限するというもの．いずれにしても，現状に満足している国民・患者に，こうした給付を限定するような仕組みが簡単に受け入れられるとは思えない．

　最後のe)は医療の原資をきちんと確保するということである．高齢者の増加と相まって医療費の増嵩が不可避であり，そうした医療を国民・患者が望んでいるのなら，必要な額を提示し，必要な負担をお願いするという当たり前の話である．しかしこれも，現状に満足している国民・患者に，こうした負担をお願いすることが簡単に受け入れられるとは思えない．

まとめ

1) 高齢社会の本格的な到来を想定して対応しなければならない．
2) ADLや認知能力の低下した高齢の患者への対応は簡単ではない．
3) 高齢社会の進展のなかで，医療の持続性が課題となるが，それをどうはかるかを真剣に考えなければならない．
4) 具体的には，財源を十分に確保することで達成するのか，それとも給付の抑制か，またはそれらの組み合わせか．

MB OCULI. No. 90：9−15, 2020

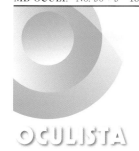

I. 医療界の今後

人工知能技術の現在と将来

山下克司*

OCULISTA

はじめに

　人工知能という考えは，古くは 1950 年代の初めアラン・チューリングによって「機械は考えることはできるか」[1]という問いによって始まった．理論数学の世界の出来事だったが，その後，情報科学の発展は淀みなく進み人間との競争も少しずつ視野に入ってきた．1997 年 5 月 IBM Deep Blue はチェスの世界チャンピオンカスパロフを破り，2009 年 4 月 IBM Watson は全米クイズ王 2 人と対戦し優勝(図 1)．2016 年 3 月には不可能といわれていた囲碁の世界で Google AlphaGo は世界最強棋士である Lee Sedol に勝利した．Google AlphaZero に至っては過去の棋譜を学習することなく自力で勝利するという離れ業をやってのけた．しかし，それらもまだ特定の処理を繰り返す速度と量に勝っただけであって「2001 年宇宙の旅」等のSF 小説に描かれるようなコンピューター知性の誕生はまだ夢のなかだろう．

　本稿では，人工知能技術を「機械に何ができるか？」という視点だけで捉えるのではなく「機械と人間で何ができるか？」という視点で捉えていく．機械が人間に近いような知能を持っているわけではないといっても，人間には事実上不可能なことが機械によって実現でき，それでも人間は人工知能の創造主であり，こうして得られる認識もまた人間のものである．

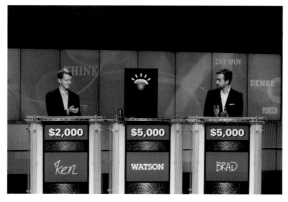

図 1. IBM Watson Jeopardy! 優勝者に勝利

* Katsushi YAMASHITA，〒152-0013　東京都目黒区南 3-7-13　山下技術開発事務所，代表

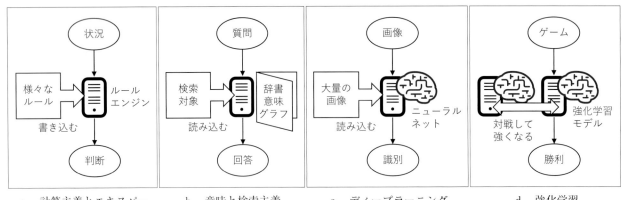

a．計算主義とエキスパートシステム b．意味と検索主義 c．ディープラーニング d．強化学習

図 2. 人工知能を用いたシステムの種類

人工知能技術の種類と応用

「人間のように考えるコンピューター」の実現に向けて，いま劇的な変化が訪れようとしている．本項ではこれまでの人工知能の発展の歴史から，4 つの段階に分けてその特徴と応用について解説する．

まず，第 1 段階の人工知能技術は機械によってルールを実行する「計算主義とエキスパートシステム」である(図 2-a)．開発当初の人工知能では機械によって迷路を探索したり，「ハノイの塔[2)]」というパズルを解いたりするものであった．これらはルールを定めて条件によって処理を実行するロボットのプログラム等に発展したが，限られたゲームのルールしか解けないことから「トイ・プログラム」(おもちゃ程度)等と限界を指摘されていた．探索の問題としてよく取り扱われたのはオセロ，チェス，将棋，囲碁等だが，相手の指し手によって膨大に膨れ上がる探索の範囲をいかに高速に探索できるか，探索の幅をどう少なく済ませるかの工夫が重ねられた．最初に書いた Deep Blue や Alpha Go 等はこれらの末裔といっても良いだろう．1970 年代になって，専門家の意思決定能力を知識ベースを用いて推論ベースのルールエンジンで模倣しようとするエキスパートシステムが登場し，商業ベースの人工知能システムとして最初に市場化された．日本でも第 5 世代コンピュータということで並列推論型の研究が進められたが，たとえば熟練工のような専門家の知識をすべて言語化し，ルールエンジンとして再構築するのは非常に困難を伴う仕事であって，例外処理が多発する現実のシステムとして構築することはできなかった．

人工知能の第 2 段階は機械が文章の意味を理解し，情報を検索するという「意味と検索主義」である(図 2-b)．この領域で 21 世紀の IT 技術として特徴づけるのは，Google が行った大規模な分散システムによって世界中の WEB ページを検索するシステムである．WEB で用いられる構文を知識表現に使い，また情報を自動的に分類する技術，知識の構造を図形で表す知識グラフ等が開発され，その結果，現代の Google 検索は文字列の一致だけを探すのではなく，意味の一致を検索できるようになったのである．IBM Watson は多様なクイズ形式に応えるために，辞典や WEB の情報を学習し，言語の構文解析を極めることでクイズチャンピオンに勝利した．「1898 年にポルトガルで 400 周年の記念イベントが行われた」という文章から，1498 年のできごとを探索して「バスコダガマのインド上陸」を解答する，というような意味を理解する仕組みになっている．もう 1 つ Watson が実現したのが解答の根拠にどれくらい信憑性があるかを示すことである．機械がどのように情報を判断して解答を導いているか，情報の原典を見て判断することができるようになっている．こうしたシステムは現在幅広く応用されており，クレジットカード会社でローン審査のマニュアルを学習してコールセンターの受け答えを支援したり，医薬品の治験データや医学論文を学習して医師の診断の支援をするような仕組みに応用されている．東京大学医科学研究所ヒトゲノム解析セ

ンター，前センター長の宮野 悟教授は，IBM と共同で電子化された大量の論文や医薬特許情報の要旨を読み理解し推論するシステムを開発しがん治療に役立てられた．

　現在の人工知能が飛躍的に性能を向上させたのが第3段階，画像認識ではじまったディープラーニング（深層学習）の世界である（図 2-c）．2012 年に画像認識コンテストで過去の記録を大きく引き離したAlexNet は畳み込みニューラルネットワークという仕組みを用いた．ニューラルネットワークは人間の中枢神経系の情報処理を抽象化してそれを層状に多数接続することで知能体を構築，そこに大量の画像データを学習させることで飛躍的な性能向上を果たした情報科学のイノベーションである．これは大脳視覚野の研究から脳の認識における神経細胞の動きから，機械や人間を含む情報を扱うシステムのすべてに共通する基本的な学習の法則性を応用しており，これまでのテキストやグラフといったような機械が認識できるデータやシンボルだけではなく，機械が画像や音声等を認識する目と耳を手に入れたといわれている．画像認識のシステムで画像から対象物を見分けようとした場合には，画像データとその対象物が何かという解答のデータがペアになっているセットを学習する必要がある．こうした学習を教師あり学習といい，データセットに意味を付け加える事前の作業が非常に重要になってくる．一方で，ニューラルネットワークは画像データだけを学習して自動的に分類する教師なし学習という手法もある．たとえば，工場の工作物の映像から傷を探すというシステムを作ろうとした時に，さまざまな形態の傷を学習しても不良品の傷の形はまちまちで数も少ないため，傷を正確に認識することはできない．教師なし学習を用いると，良品のグループと不良品のグループを統計的に判別することができるようになる．医療分野でも画像解析技術は期待されているが，学習するデータとその学習方法には同じような工夫が必要となる．ディープラーニングが扱うデータは目に見える画像や耳に聞こえる音声だけではなく，IoT といわれる赤外線，重力，接触等といったようなセンサーを持ったシステムではそれらのセンサー信号を学習することでより自律的な制御を実現しようとしている．もう間もなく，自動運転車や自動配達ロボットが街を動き回る時代がやってこようとしている．

　最後に紹介するのが「強化学習」システムである（図 2-d）．強化学習システムが学習するのは教師なし学習であり，自らの動作の結果である．システムがある目的で動作した結果をフィードバックして，より良い行動を選択できるように意思決定を学習する．AlphaGo を開発した Deep Mind 社では，人間がゲームのセオリーを全く教えずにブロック崩しゲームを強化学習させた結果，600 回程度の強化学習で人間を超える成績に到達した．AlphaGo は囲碁の対戦を学習した2台のコンピューターが自動的に大量に対戦をすることで強化学習を行い，対戦相手に対する勝利を報酬のフィードバックとして訓練をしている．こうした強化学習は産業用ロボットの動作プログラムの獲得等に応用されている．たとえば産業用ロボットがピンポン球を箱からつかんで他の箱に移すような場合，今までだと乱雑に置かれたピンポン球を拾うプログラムを作るのは非常に難しいためピンポン球を整列させる等の補助的な仕組みが必要だった．強化学習を用いるとピンポン玉を上手に拾えるプログラムを自動的に獲得することができる．証券市場のポートフォリオ管理やリアルタイムトレードで利益を報酬とした強化学習による取引パラメーターの意思決定等にも応用が始まっている．

AI システム開発と利用におけるガイドラインの方向性

　デジタル情報が加速度的に増えていくなかで，人間がすべての情報を知識として蓄えることはできなくなってきている．前項で述べたような人工知能技術がなければ，正確な判断はできなくなってくるだろう．しかし，人工知能を用いたシステムの開発利用にはさまざまなリスクが存在している．総務省は AI ネッ

表 1. 総務省 AI 利活用ガイドラインの基本理念

> 1. 人間中心の社会の実現
> 2. AI の利活用における多様性の尊重・包摂
> 3. AI ネットワーク化による持続可能な社会の実現
> 4. 便益とリスクの適正なバランスの確保
> 5. 利用者間の知識・能力相応の役割分担
> 6. 指針やベストプラクティスの国際的な共有
> 7. 不断の見直し・柔軟な改定

トワーク社会推進協議会の報告書として，人工知能システムの利活用に関するガイドラインを発表し，2019 年の報告書では，表 1 に挙げる基本理念を遵守するように人工知能システムの開発者と利用者に求めている.

また，政府は 2018 年 6 月 15 日に閣議決定された「統合イノベーション戦略」に基づき，AI 技術は特に取組を強化すべき主要分野の 1 つとして，人間尊重，多様性，持続可能性の 3 理念を中心に Society5.0 の SDGs（Sustainable Development Goals）に貢献するとしている. 厚生労働省は保健医療分野 AI 開発加速コンソーシアムにおいて，人工知能システムの適用分野を示すとともに AI を用いた診断・治療支援を行うプログラムを利用して診療を行う場合，①診断，治療等を行う主体は医師であること，②医師はその最終的な判断の責任を負うこと，③当該診療は医師法第 17 条の医業として行われること，という指針を示している. 上記のような政府機関によるガイドラインや開発方針に加え，OECD や IEEE というような国際機関や標準化団体も同様の取り組みを行っており，適宜参照することが求められている.

ここではガイドラインからいくつか注目すべき点について解説する. 人工知能技術の利用において一番大切なことは「人間中心」な利用である. 安心・安全であること，人間の尊厳を損なわないこと，人間の判断によって利用を制御できることが重要な原則となっており，機械の判断が差別や偏見を助長したり，無制限な開発によって安全が脅かされることがないように利用することが求められている. また，セキュリティやプライバシーについて関連法規を遵守できるコンプライアンスが守られるように利用することが求められる. 人工知能技術ではデータが内部でどのように処理されているのか人間の目ではわかりにくいため，特定のデータが保護されているか，公開すべきデータと公開すべきでないデータが正しく分類されているかという点を明確にすることは非常に重要な観点になる.

次に，機械の判断には誤りがあることを前提として判断をどう用いるか人間が決定できるようにすることが重要である. 人間が判断の決定について責任を負うという Human in the Loop には大きく 2 つの段階がある. たとえば医療診断における機械の判断を利用する場合，第 1 段階として挙げられるのは医師による機械の判断の評価であり，医師が機械の判断を評価するためには判断基準が示されて検証できるように，システムの判断基準が明確に示される等の人工知能技術の透明性が確保できることが大切である. もう 1 つの段階は患者が人工知能技術を用いている医師の診断を受けるかどうかを決定できることであり，人工知能技術のリスクとメリットに関する情報公開に基づいて患者は医師を選択できる自由があるべきだという考え方である. 一方で実務上の課題として，例えば医療判断に非常に優秀な人工知能技術が用いられた場合に毎日の業務のなかで疑うことのない正しい判断が与えられ続けた場合，医師は自然と人工知能技術の判断に盲目的に従ってしまい人工知能技術の判断を評価できなくなってしまうという課題も提起されている. 人工知能技術を正しく利用するためには利用者が新しい知識を常に獲得し，安全性を確保できるようにするための人工知能の利用を前提とした取り組みが求められている.

人工知能技術の偏向

米国の Google サイトの画像検索で行われた実験では，たとえば「おばあちゃん」という画像を検索した

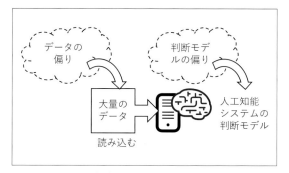

図 3. 人工知能に入り込む 2 つのバイアス

ときに現れる画像のほとんどが白人女性で，米国の人種構成を正しく表すことができていないという問題が発見された．それは，学習するデータに潜在的な社会階層の偏りが含まれていたからである．つまり，ブログやSNS等で画像をアップロードできる，という条件下で収集されたデータを元にしているからということになる．また，その実験で現れた多くの画像には笑顔の女性が多かった．SNSにアップロードするときには幸せな瞬間であることが多いというオケージョン・バイアス(状況による偏向)である．人工知能技術のデータ処理能力は非常に強力で，人間には認知しきれないほどの大量なデータを処理することができるが，一方で人工知能の処理ロジックは，学習したデータから抽出された非常に高度な数学処理されたパラメータが用いられているために，ブラックボックス化して人間には理解しづらく，これまでのコンピュータのように誤った処理ロジックを簡単に発見して修正することができない．人工知能のシステムのバイアスには，判断モデル自身が常に偏向してしまうモデルのバイアスと，学習データの偏りに対してシステムが抵抗できず判断モデルが偏ってしまう学習データのバイアスとがある(図3)．理想的にはどのようなデータが持ち込まれても，判断に偏りが発生しないような堅牢な仕組みが求められる．本項では最新の人工知能研究において，これらのバイアスをどのように発見し修正しているか紹介したいと思う．

　人工知能のシステムによる判断の偏りを発見していくためには，統計的な手法が用いられる．たとえば自動車ローンの過去の履歴を学習して，ローン申し込みの審査を行う人工知能システムがあったとする．その判断モデルには性別，人種，年齢というような属性に対して恣意的な偏りはないほうが望ましいと考える．ここでは25歳未満の申し込み者に対してどのような判断をしているか検査をするとし，学習データを25歳未満と25歳以上の2つに分割して，それぞれに機械の判断結果を確かめていく．ローン審査で貸出可(positive)と審査されたグループと貸出不可(false)と審査されたグループがあり，それぞれの判断結果に誤りが含まれているとすると，偽陽性(false positive)は貸出可のグループにおける誤りで貸倒れに相当し，偽陰性(false negative)は貸出不可のグループにおける誤りで機会損失に相当する．25歳未満のグループで陽性判断が明らかに少なかったり，偽陽性が比較的多く発生したりするとこのシステムは偏向しているという判断ができる．こうした処理を行うことで，学習データの統計的な偏りを発見することができる(図4)．表2にはIBMとGoogleのそれぞれの耐偏向システムが発見できる統計的偏りの代表的なメトリクスを示す．それぞれのメトリクスには閾値が設定され閾値を超えるとデータの偏向と認識することができるようになっている．表2に記載したメトリクスは代表的な偏向メトリクスであって，例えばIBMのシステムの場合はこれ以外に偏向を認識するための30を超えるメトリクスを公開している．

　さて，人工知能によるシステムの判断に偏向が認められた場合，その偏向を修正しないと実際には使えないため，データの偏向を修正するためにいくつかの方法が考えられている．まず非常に単純なことは学習データの比率を調整したり，学習データを書き換えてしまうことである．判断モデル全体への影響を最小化し，判断精度を大きく損ねないように最適化問題として全体のデータを調整し再学習することでシス

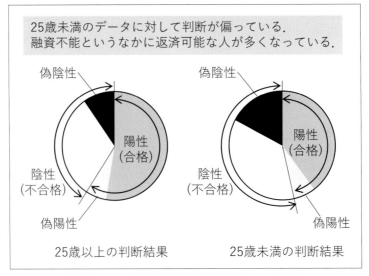

図 4. ローン審査における年齢バイアスの発見

表 2. 人工知能の偏向を示す代表的なメトリクス

IBM AI Open Scale	Google Whatif
Statistical Parity Difference（統計均衡差）	Group unaware（集団非識別）
Equal Opportunity Difference（機会均等差）	Group thresholds（集団閾値）
Average Odds Difference（平均オッズ差）	Demographic parity（統計均衡）
Disparate Impact（差別効果）	Equal opportunity（機会均等）
Theil Index（タイル混合回帰推定量）	Equal accuracy（精度均等）

テムの偏向を取り除く．より高度な方法としてはバイアスの原因となるデータの一部だけを発見して学習データから取り除いたり，人工知能システム内部の決定境界を調整することでバイアスを軽減する等の方法も編み出されている．このような再学習を経ることによって，開発した人工知能システムの偏向が改善されている．

　ここまで述べてきたように，人工知能システムの偏向を改善するためには，現実社会で発生したデータをそのまま利用するのではなく，何らかの加工をしたうえで利用するというステップが必要である．最初に述べたように，データにはその収集場所や収集した条件によって自然とバイアスが含まれているからである．人工知能がブームになる直前，ビッグデータ処理に関するネイト・シルバー氏の名著『シグナルアンドノイズ』では「遊園地で景気動向のアンケートをとってはいけない」とオケージョン・バイアスに警鐘を鳴らしている．人工知能システムとなって人間には認識できないほどの量のデータを扱うときにも，従前から蓄積された統計学の知見が大きく役立つというところが，こうした技術のおもしろいところだろう．

おわりに

　ここまで人工知能について語ってきたが，賢明な読者の皆様にはもうおわかりの通り，現代の人工知能技術はデジタル処理の大容量高速化に裏付けられた大量データの統計解析処理のかたまりだということがご理解いただけたと思う．すでにデータ処理の能力的には人間の能力をはるかに超えたコンピュータだが，ある特定の目的に応じて学習した判断モデルによって，一定の範囲の判断を高速に下す「特定用途人工知能」である．これは人間のような意識も知性も持ち合わせてはいない．一方でSF小説に描かれる人工知能システムは人間のようにいかなる状況においても高度な判断を下す夢の「汎用人工知能」であって，現代のテクノロジーでは全く追いついていない．人間の意識や知性を巡る研究も広く行われていて，意識はど

こに存在するのか，知性を身体から取り出すことはできるのか，というような研究も行われており，脳と身体の働きにコンピューターを介在させるブレイン・マシーン・インターフェースの研究から，コンピューターが身体の概念を獲得することもできるようになるかもしれない．

　こうした研究において，筆者が最も重要だと思うことは，時間の概念をどう獲得するかということである．人間の生きた意識は常に時間の流れのなかにいて，過去から未来に向かう時間のなかでさまざまな判断をしている．人工知能に与えられているのは過去の一点一点における断面のデータでしかなく，そこからコンピューターが時間の概念を獲得することはありえない．時間というものは非常に厄介なもので現在という一点にしか存在しておらず，過ぎ去ってしまった過去には時間は存在せずそこには断片的な記録や記憶しかなく，未来はまだ存在していない．これからの研究でコンピューターが時間をどう理解していくのか，楽しみにしていきたいと思う．

文　献

1）"Computing Machinery and Intelligence（計算する機械と知性）" http://www.unixuser.org/˜euske/doc/turing-ja/index.html
2）ハノイの塔：https://www.hanayamatoys.co.jp/product/category/puzzle/katsunou/katsunou-hanoi.html

新刊

Kampo Medicine
経方理論への第一歩

漢方医学の診断に必要な知識や，診察法について詳しく解説した実践書！
基本となる 20 処方の基礎・臨床研究や
COVID-19 のコラムなどをコンパクトに
まとめています！

小川 恵子
金沢大学附属病院
漢方医学科 臨床教授

2020 年 7 月発行
A5 判　208 頁
定価（本体価格 3,000 円＋税）

Kampo Medicine
経方理論への第一歩

小川 恵子
金沢大学附属病院 漢方医学科 臨床教授

経方理論を漢方医学の理解と実践に生かせる
待望書！
基本となる20処方の「基本コンセプト」
「臨床のエビデンス」「各社エキス剤の構成生薬」
をコンパクトに掲載！

全日本病院出版会

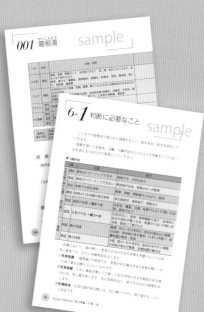

0. はじめに　　**1.** 望　診

2. 聞　診　　**3.** 問　診

4. 切　診　　**5.** 生　薬

6. 判断する：実際に処方してみよう

7. 漢方薬の副作用

8. 感染症の漢方治療
　　　―初期のかぜを中心に―

Colum 短脈と胆気不足について
Colum 『傷寒論』が書かれた時代の感染症
Colum COVID-19
Colum スペイン風邪

巻末　基本の20 処方

001 葛根湯
007 八味丸（八味丸料・八味地黄丸）
014 半夏瀉心湯
017 五苓散（五苓散料）
019 小青竜湯
020 防已黄耆湯
023 当帰芍薬散（当帰芍薬散料）
024 加味逍遙散
025 桂枝茯苓丸（桂枝茯苓丸料）
027 麻黄湯
028 越婢加朮湯
030 真武湯
032 人参湯・理中丸
041 補中益気湯
043 六君子湯
048 十全大補湯
061 桃核承気湯
083 抑肝散加陳皮半夏
100 大建中湯
108 人参養栄湯

目次の詳細はここから
ご確認いただけます！

 全日本病院出版会
www.zenniti.com

〒113-0033　東京都文京区本郷 3-16-4　Tel：03-5689-5989
Fax：03-5689-8030

MB OCULI. No. 90：17−24, 2020

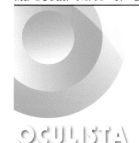

特集／眼科開業の New Vision─医療界の変化を見据えて─

Ⅱ. 開業のバリエーション

1. 大都市部での開業

眼科専門病院はどう生き残れるか

井上賢治*

Key Words： 眼科専門病院(ophthalmology)，専門外来(specialty outpatient clinic)，ロービジョンケア(low vision care)，高齢者の人口減少(population decrease of elderly people)，医師の働き方改革(work style reform for physicians)

Abstract： 眼科専門病院には多数の医師が在籍し，専門外来を開設し，各種疾患や手術に対応している．保険外の診療や手術も行っている．井上眼科病院では，近年増え続けるロービジョン患者へのロービジョンケア(ロービジョン外来，補助具選定，医療相談)の充実，自覚症状が出現する前の眼疾患を発見する眼科ドックの開設，通院や入院患者が安心・安全に通院入院できるようにするユニバーサルデザインの導入を行い，患者の利便性を高めている．今後は日本の人口減少に引き続いてやってくる高齢者の人口減少に備えて自院の特徴を最大限に活かす施設作りを目指していきたい．医師の働き方改革による業務シフトの見直しや，AI の診療，特に診断への導入，iPS 細胞による再生医療等さまざまな変化が起こりうるので，臨機応変に対応していきたい．今後も井上眼科病院の基本理念である「患者さま第一主義」を続けていければ間違いないと信じている．

はじめに

眼科専門病院は全国に 30 施設程度存在する．各々の病院で立地や歴史や目指すべき方向は異なるので一概には論じることはできない．今回は眼科専門病院に共通すること，あるいは井上眼科病院における現状を解説する．また，大都市部での眼科専門病院についても解説する．

井上眼科病院は1881年に創立し，今年で井上眼科病院グループは 139 年を迎えた．現在，東京都千代田区に井上眼科病院，お茶の水・井上眼科クリニック，東京都江戸川区に西葛西・井上眼科病院，埼玉県さいたま市に大宮・井上眼科クリニック，北海道札幌市に札幌・井上眼科クリニックを開設している．2020 年 1 月現在，井上眼科病院グループ全体では常勤医師 41 名，看護師 88 名，視

能訓練士 109 名，メディカルスタッフ 227 名，事務員 59 名が勤務している．

眼科専門病院とは

眼科専門病院と眼科診療所の違いは，入院病床についてである．病院は医療法により「第一条の五　この法律において，「病院」とは，医師又は歯科医師が，公衆又は特定多数人のため医業又は歯科医業を行う場所であって，二十人以上の患者を入院させるための施設を有するものをいう．病院は，傷病者が，科学的でかつ適正な診療を受けることができる便宜を与えることを主たる目的として組織され，かつ，運営されるものでなければならない」とあり，20 人以上の患者を入院させる施設を有すると規定されている．一方，眼科診療所は，無床あるいは19 人以下の患者を入院させるための施設である．

* Kenji INOUE, 〒101-0062　東京都千代田区神田駿河台 4-3　医療法人社団済安堂井上眼科病院，院長

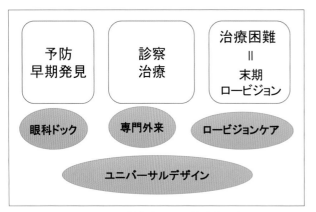

図 1. 井上眼科病院での眼科診療の流れ

現　状

1．手　術

眼科専門病院では，白内障，緑内障，角膜，網膜硝子体，斜視，涙器，眼瞼等，さまざまな手術を行っている．手術のなかでは白内障手術が圧倒的に多い(2018 年度の井上眼科病院では全手術の77％)が，日帰り手術と入院手術を行っており，その選択はほぼ患者に委ねられている．2018 年度の井上眼科病院での白内障手術における入院と日帰りの割合は 67：33 であった．入院と日帰り手術の割合はここ数年で，日帰り手術が徐々に増加している．眼科専門病院の特徴として，入院施設を有するので白内障手術でも入院を必要とする難症例が紹介されることが多い．また，遠方からの患者も入院手術を希望することが多い．

麻酔科医が常在している眼科専門病院では全身麻酔での手術も可能である．医療安全の観点からは，より安全に手術が行える環境と考えられる．長期の入院を要する緑内障，角膜，網膜硝子体手術でも，最近は医療技術の進歩により入院期間が短縮する傾向にあり，病床を埋めるのは困難である．また，全身状態の悪い患者は，眼科医師のみでは全身管理が難しいため，大学附属病院等の総合病院へ紹介している．

眼科専門病院では保険診療以外の手術も行っている．LASIK, ICL(水晶体を残したまま眼球のなかに有水晶体眼内レンズを挿入する屈折矯正方法)，FLACS(フェムトセカンドレーザーを用いて，高機能多焦点眼内レンズを挿入する白内障手術)，クロスリンキング(円錐角膜の進行予防)を井上眼科病院では行っている．

2．病院の診療体制(図 1)

患者の眼疾患の診断，治療が診療の軸であるのはすべての眼科医療機関で共通である．眼科専門病院では多数の医師やメディカルスタッフが在籍しているため診療所ではできない患者サービスを行っている．井上眼科病院では数多くの専門外来を設置し，最良の医療を提供している．眼科に通院する患者は目に何らかの問題を抱えている．このような患者が安心して安全に通院あるいは入院できるような施設作りが大切と考えた．それがユニバーサルデザインで，順次導入している．

すべての患者の眼疾患が治癒するわけではなく，完治しない眼疾患も存在する．そのような患者では，現状を維持あるいは眼疾患の進行速度を緩めることが目標となる．しかし残念ながらロービジョンとなる患者も多数存在する．平均寿命が延びた現代ではロービジョンの状態で何十年と生活しなければならない患者が増加している．そこで，診療体制としてロービジョンケアが重要と考えた．

究極的には眼疾患にならないこと，つまり予防が大切である．しかし眼疾患の予防はまだまだ難しいのが現状である．眼疾患においても早期発見，早期治療が理想である．自覚症状が現れる前に眼疾患を発見し，治療を開始できればロービジョンに至る患者が減少すると考えた．そこで眼疾患に特化した眼科ドックを開設した．各々について以下に詳しく述べる．

3．専門外来

眼の総合病院を目指す眼科専門病院では，専門外来を多数設置している．専門家に診察して欲しいという患者からの要望が多く，井上眼科病院グループでは現在 14 の専門外来を設置している(表1)．勤務している医師も専門外来医師の診察を患者が受けることで，情報を共有でき，さらに治療方針を確認することで，スキルアップに役立てている．

表 1. 井上眼科病院グループでの専門外来

専門外来一覧	
神経眼科外来	眼瞼外来（眼瞼下垂，眼瞼内反等）
緑内障外来	角膜外来
網膜硝子体外来	小児眼科外来
ドライアイ外来	コンタクトレンズ外来
ぶどう膜炎外来	屈折矯正外来
涙器外来（涙囊炎，鼻涙管閉塞等）	レーシック外来
ロービジョン外来	運転外来

患者の待ち時間が長く，苦情も多いことから，上級医師による特別外来を開設している．保険診療代金の他に予約料金（初診 11,000 円，再診 5,500 円）が追加で必要となる．

白内障手術後の患者から，「自分の顔にシミやシワがあるのがわかって気になる」とのお声を多数いただいたので，2018 年 1 月よりボトックスビスタ® による眼瞼，眉間のしわ取りボトックス注射（自由診療）を開始した．

4. ロービジョンケア

井上眼科病院グループで行っているロービジョンケアは以下の 3 つである．医師によるロービジョン外来，看護師やソーシャルワーカーによる医療相談，視能訓練士による補助具選定である．就労や教育相談，自立訓練等はスマートサイトを通じて福祉施設へ紹介している[1]．ロービジョンケアの社会的ニーズが高まり，世間に認知されつつある．2012 年度の診療報酬改定では「ロービジョン検査判断料」（250 点）が新設され，現在も継続している．

医師によるロービジョン外来を 2010 年に開設した．現在は毎週水曜日午後，隔週金曜日午後に初診 1 時間，再診 30 分の枠を設けて運用している．9 年間で 1,331 例が受診した．患者の眼疾患は全国の視覚による身体障害者手帳取得者[2]と同様に緑内障と網膜色素変性が多かった．患者のニーズでは見づらい，読みづらいが圧倒的に多かった．

視能訓練士が中心となり補助具（ロービジョンエイド）選定を行っている．「目の相談室」と命名し，1999 年に開設した．眼瞼痙攣，網膜疾患，緑内障患者が多く，遮光眼鏡，手持ちルーペ，拡大読書器等を処方あるいは紹介している[3]．

看護師による外来での医療相談を 2006 年より行っている．2017 年度の相談は 1,680 件で，相談内容は，疾患の症状，受診相談，経済的相談，将来的な不安等，多岐にわたっている．ソーシャルワーカーが 2017 年に入職し，福祉相談を行っている．1 年間で 836 件の相談があり，相談内容は経済問題の調整，療養上の問題の調整，受診援助等だった．

2014 年に視覚障害を有する者（網膜色素変性，身体障害者手帳 2 級）を採用した．障害者雇用促進法により井上眼科病院では障害者を雇わなければならなかったが，内部障害者と肢体不自由者だけが雇用されており，視覚障害者は雇用されていなかった．そこで視覚障害者を雇用しようと考え，さらにその職員が自分の特性を活かした仕事がないか探した．その結果，この職員が目の見えづらい患者に対して IT 機器（iPhone®，iPad® 等）の視覚補助機能を紹介する IT サポートを行うことになった[4]．2014 年から 5 年間で 203 名に対して 308 回 IT サポートを実施した．サポートを受けた患者からは「見えにくさを理解してもらえ，気持ちが楽になった」や「自分に合わせたわかりやすいスピードで進めてくれて良かった」等の声をいただいた．

5. 眼科ドック

公的な健康診断として企業健診や特定健康診断が行われている．問診，採血，採尿，心電図，胸部 X 線等を行う．近年はメタボリックシンドロームに着目した検査が中心となり，眼科的検査はほ

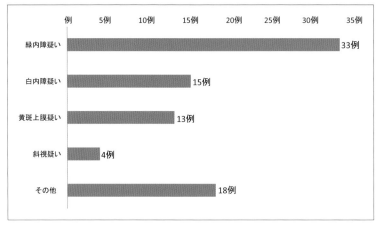

図 2. 2次検査必要症例の疑い病名

とんど施行されなくなった．脳ドックや婦人科ドックのように臓器等に特化した人間ドックを考慮して目に特化したドックの開設を考えた．

お茶の水・井上眼科クリニックでは2012年5月に，札幌・井上眼科クリニックでは2020年1月に眼科ドックを開設した．自覚症状のない方の眼疾患を早期に発見するのが眼科ドックの目的である．自覚症状がある方は眼科外来の受診をすすめている．問診，他覚的屈折，自覚的屈折，眼圧，眼位，調節機能，両眼視，視野，三次元眼底解析，眼底撮影，涙液，角膜内皮細胞の各検査を行い，その結果を元に眼科専門医が診断を行う．所用時間は約120分である．

2012年5月〜2018年3月までの間にお茶の水・井上眼科クリニックでは3,498名が受診した．眼科ドックでは，緑内障，白内障，黄斑上膜，斜視，視神経乳頭低形成等が疑われた（図2）[5]．

6．ユニバーサルデザイン

ユニバーサルデザインは，アメリカのロナルド・メイスにより提唱された．定義は「改善または特殊化された設計の必要なしで，最大限可能な限り，すべての人々に利用しやすい製品と環境デザイン（設計）」である．

眼科に通院する患者は目が見えづらいので安心，安全に外来診療を受けられるようなデザインが必要と考えた．ユニバーサルデザインを採用する際に通院患者で目の見えづらい方を対象とした実証実験を行った[6]．安全な移動のための通路として点字ブロックではなく，フラットなじゅうた

んの床に方向を示すタイルを埋め込み，素材の違いで足裏や白杖で通路を認識できるようにした（図3）．さらに天井にライン照明を配置し，タイルを目立たせている．サインは目に見えづらい方へのわかりやすさを追求した（図4）．サインの文字は大きく，背景を濃い紺色，文字を白としてコントラストをつけ，高さは90〜190 cmの見やすい位置とした．フロアマップは患者が自分で探して行かなければならない場所のみを記載し，シンプルなものとした．トイレの男女の識別として従来のピクトグラムではなく患者調査から新たなピクトグラムを作成し，さらに音を利用した（図5）．トイレの入口に超指向性スピーカーを配置し，入口に人が近づくと反応して音情報（男性あるいは女性のコーラスの声）を出して知らせる仕組みである．病棟では非常時の避難誘導に光を利用した（図6）．避難誘導用照明内蔵の手すりをメーカーと共同開発した．火災時には火元と反対方向に光が点滅することで，避難方向を促す仕組みである[7]．これらのユニバーサルデザインは作成だけではなく，作成後も患者調査を行い，さらなる改良（スパイラルアップ）に努めている．

7．職員に対して

良い病院を作るためには優秀な職員が必要である．そのためには職員教育が重要である．井上眼科病院グループでは新人職員に対して入職後に1週間の研修を実施している．そのなかで視覚障害者の見え方のシミュレーションゴーグルを用いての読み書き，歩行，食事等の体験を行っている（図7）．

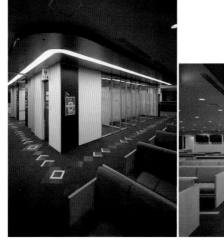
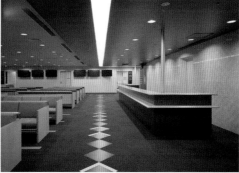

a│b 　　　図 3. ユニバーサルデザインを導入した外来通路
　　　　　　 a：床タイル. 足裏の感覚と音で認識
　　　　　　 b：天井のライン照明. 床タイルと連動

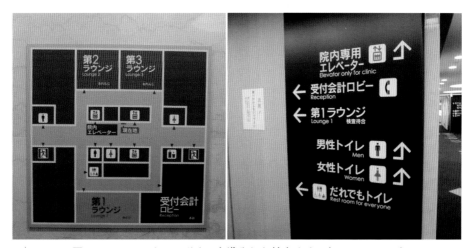

a│b 　　　図 4. ユニバーサルデザインを導入した外来サインとフロアマップ
　　　　　　 a：患者に関係ない情報は思い切って省く.
　　　　　　 b：サインの文字は大きく紺に白抜き

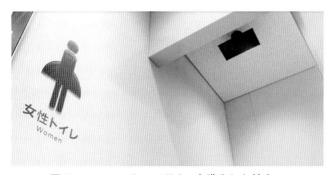

図 5. ユニバーサルデザインを導入した外来の
　　 女性トイレ入口
超指向性スピーカーで, 音情報を伝達. 入口に
近づくと音で反応

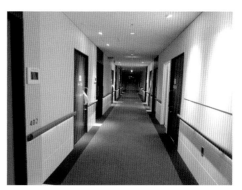

図 6. ユニバーサルデザインを導入した
　　 病棟避難誘導用照明内臓手すり
避難誘導用照明内蔵手すり：火災時に点
滅し, 避難方向を示す.

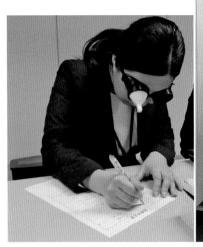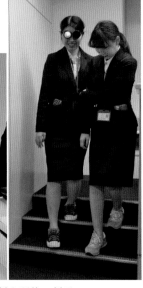

図 7. 井上眼科病院の新人研修の様子
（シミュレーションゴーグル体験）

職員一人一人が目の見えづらい患者の立場を理解することが大切である.

　職員のモチベーションを上げる，あるいは維持することも重要である. 患者のクレームに対応することは大変で，職員にとってストレスである. そこで元警察官を2014年に採用し，患者からのクレーム等の問題が起きた際には一緒に対応している. 職員からは大変好評である.

今後の展開

1. 開業の立地

　大都市部での開業は立地が重要で，大都市部の特徴は交通の便が良いことである. そこで主要な駅のしかも駅近くで開業することをおすすめする. または住宅地で近くに眼科医療機関がない場所も候補地である. 眼科を受診する患者は，体は元気な人が多く，ひとりでの移動は原則可能である. 地方では自家用車による移動が主だが，大都市部では交通網が発達しており，公共交通機関を利用する人が多い. そのため広大な駐車場は必要ない. お茶の水地区は，JR線，地下鉄千代田線の駅より徒歩1分，丸の内線の駅より徒歩5分である. 西葛西・井上眼科病院は東京と千葉をつなぐ地下鉄東西線の西葛西駅より徒歩4分である. 西葛西地区は周辺が住宅地のため10台の駐車場を

有している. 大宮・井上眼科クリニックは埼玉の要所の駅であるJR大宮駅より徒歩3分である. 札幌・井上眼科クリニックは札幌の中心地の地下鉄大通駅より徒歩0分（直結）である. 札幌では冬季は雪が降るため，地下道と直結した施設が良いとの助言を受けて探した. 立地を考えての開業をおすすめする.

2. 日本の人口

　今後の眼科医療さらには医療全体を考える場合には，日本の人口の推移が気になる. 内閣府のデータでは，日本の人口は2010年から減少に転じ，その傾向は今後も変わらず，2050年以降は人口が1億人を下回るという予測である（図8）. また，眼科外来に主に通院する65歳以上の高齢者は現在は増加しているが，2050年頃には減少に転じる予測がある. 言い換えると，あと30年位は今までの診療スタイルでなんとかなるが，その後は患者の増加は望めず，新たな対策が必要である. 医療機関は，自院の特徴を最大限に伸ばすか，コンパクトにするかである. 少子高齢化に伴い小児患者は数では減少するが，ひとりの子どもにかける親の情熱や要求は増す可能性があり，小児眼科診療に対するハードルは上がると考えられる.

3. 入院病棟

　ここ数年，井上眼科病院の病床稼働率は減少し

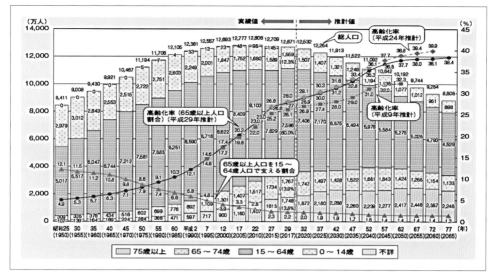

図 8. 内閣府平成 30 年版高齢者社白書より「高齢化の推移と将来推移」

ている．前述したが，医療技術の進歩に伴い，手術時間や入院期間は短縮している．病床を減らすことは可能だが，東京都の一般病床数は超過しているため，いったん病床を減らしてしまうとその後再び増床することはできない．そのような状況で減床することは勇気のいる選択である．

お茶の水地区には全国から患者が来院する．元気なうちは通院が可能だが，高齢になると通院が困難となり，地元の眼科を紹介することになる．そのような患者から地元にも井上眼科病院を作ってほしいとの声を受けて，大宮・井上眼科クリニックと札幌・井上眼科クリニックを開院した．今後は地域に根ざしたクリニックをサテライト化して展開するのも 1 つの案である．

4．外来診療

医師の働き方改革の行方が気になる．今までは医師はボランティア精神で働いていたが，これからは何事もきちんとしなければならない時代となるだろう．医療の質の低下を引き起こさないようにしなければならない．日本の人口の減少に伴って，職員の採用も難しくなる可能性がある．医療現場においては「人と人」の対応が大切であるので懸念している．

これからは AI（artificial intelligence）の時代である．眼科診療への導入は 10 年後くらいと考えていたが，技術の進歩により数年以内には導入されそうな勢いである．眼疾患診断における AI の有用性がすでに報告されている[8]．将来は眼科医は AI を補助的に使いながら，眼疾患を診断し，治療方針を決定し，責任者として診療にあたることになるだろう．治療については iPS 細胞による再生医療の臨床試験が世界に先がけて日本で計画，実行されている[9]．加齢黄斑変性や網膜色素変性の治療が一変する可能性がある．非常に楽しみである．

おわりに

さまざまな構想を練ったとしても我々医療機関は 2 年に 1 度の診療報酬改定に合わせて戦略を立て直さなければならない．結局は厚生労働省の方向性に従うしかなく，長期的なビジョンを立てづらいのが現状である．我々は井上眼科病院グループの基本理念である「患者さま第一主義」を今後も基本にしながら，今まで通りの診療を行っていけば間違いはないと信じている．

追　記

ここまでの原稿は 2020 年 1 月には完了した．その後に新型コロナウイルス感染症（COVID-19）が出現し，東京都では緊急事態宣言が 4 月 7 日に発令された．5 月のゴールデンウィークにこの追加原稿を書いているが，緊急事態宣言後に井上眼科病院グループの外来患者数は激減した．外来患者はお茶の水地区では約 50％，西葛西，大宮では約 30％減少した．地域住民が少なく，公共交通機関

を利用しての来院が多いお茶の水地区がその特徴ゆえに外来患者が激減したと考えられる．現在この外来患者数激減への対応策はない．西葛西，大宮は地域住民が多く，また患者も近隣の人が多いため外来患者減少は少なく抑えられている．お茶の水地区ではこの機会に，地元の眼科での経過観察を希望される患者も多く，新型コロナウイルス感染症が収束してからの回復も難しいかもしれない．大都市部での開業も再考しなければならない時代かもしれない．いずれにしろ新型コロナウイルス感染症の早期収束を願うばかりである．

文　献

1) 井上賢治，平塚義宗，加藤　聡ほか：東京版スマートサイト「東京都ロービジョンケアネットワーク」の作成．眼科臨床紀要，**12**：10-15, 2019.
   Summary　東京都ロービジョンケアネットワーク完成までの詳細を解説している．

2) Morizane Y, Morimoto N, Fujiwara A, et al：Incidence and causes of visual impairment in Japan：the first nation-wide complete enumeration survey of newly certified visually impaired individuals. Jpn J Ophthalmol，**63**：26-33, 2019.

3) 中村秋穂，堂山かさね，石井祐子ほか：井上眼科病院での7年間におけるロービジョンエイドの選定．日ロービジョン会誌，**8**：148-152, 2008.

4) 井上賢治，鶴岡三惠子，大音清香ほか：眼科専門病院における身体障害者(特に視覚障害者)の就労．眼科臨床紀要，**9**：641-646, 2016.
   Summary　視覚障害者の就労は眼科医療機関にとっても難しい．視覚障害者が障害を生かせる職場づくりを紹介．

5) 井上賢治，黒柳優子，高松俊行ほか：眼科専門病院での眼科ドック受診者における眼科疾患の発見．人間ドック，**32**：659-665, 2017.

6) 井上賢治：視覚障害者，聴覚障害者，肢体不自由者によるお茶の水・井上眼科クリニックのサイン評価　ユニバーサルデザインの実地調査．日ロービジョン会誌，**10**：S13-S17, 2011.

7) 井上賢治，井上順治，荒井桂子ほか：眼科病院におけるユニバーサルデザインの改良．日ロービジョン会誌，**18**：S1-S5, 2019.
   Summary　ユニバーサルデザインのスパイラルアップにより病院内での患者の移動がスムーズになった．

8) Takahashi H, Tampo H, Arai Y, et al：Applying artificial intelligence to disease staging：Deep learning for improved staging of diabetic retinopathy. PLoS One，**22**(12)：e0179790, 2017.

9) 高橋政代，万代道子，杉田　直ほか：iPS細胞による網膜細胞治療．日眼会誌，**120**：210-225, 2016.

MB OCULI. No. 90：25−30, 2020

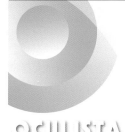

特集／眼科開業の New Vision―医療界の変化を見据えて―

Ⅱ．開業のバリエーション
1．大都市部での開業

眼科診療所の今日のあり方

大木孝太郎*

Key Words： 眼科診療所(eye clinic)，大都会(big city)，通院外来患者(out patient)，性的マイノリティ(LGBT)，セキュリティ(security)

Abstract：大都市での眼科開業は，大都市の特徴を理解することが重要である．人口分布，交通機関，連絡可能な総合病院，周囲の眼科開業施設等の把握は必須で，それらの解釈によって開業の形を考える．さらに，近年では外国人や性的マイノリティの患者も増加しており，彼らが安心して受診できる環境づくりも求められている．また犯罪の発生も大都会は少なくなく，職員の安全のためにもセキュリティの向上は常に念頭に置いておくべきである．

大都市の特徴と，眼科診療所

大都市といっても国内にはさまざまな都市があり，それぞれに地方色があり，一括りにすることは困難であるので，あくまで一般論として考えられることと，筆者の居住する東京都の特徴的な部分を考慮しながら当院での取り組みについて述べることにする．

東京は国内最大都市であり，そこに暮らす人々の生活はさまざまという言葉以上に多岐にわたり，生活者のバリエーションも単に若年層〜高齢者層までという表現では不十分で，対応が一筋縄ではいかず，時には危険性を感じる場合すらある環境と認識している．

1．大人口と，その日内変動を考えて
＜早朝開始型か，夕方延長型か＞

大都市は一般的に人口が多い都市と考えられ，人口は診療所の運営には非常に重要なファクターである．ただ，大都市の人口分布は都市面積に比して均等ではなく，また時間帯による人の偏りや動きにかなりの幅がある．都市中心部は住民の就業エリアであり，そのため昼間は都市中心部の人口は増えるが，その反面，就業を終えた住民は居住区の都市周辺部へ帰宅するため夜間人口は少なくなる．当然，都市周辺部の人の流れはその逆になる．このダイナミックな人の流れや移動を考えて診療時間を設定して，医療サービスの提供を考えることは大変重要で，診療所経営の理念の一つにもなる．比較的都心部と考えられる当院の最寄り駅近くの診療所では，朝の診療開始時間を一般的な病院の開始時間より1時間以上遅く，午前10〜11時にしている施設もある．また，夕方以降に仕事を終えてから帰宅途中に患者が受診できるように診療受付終了時間を19時以降にしている施設も見受けられる．ちなみに当院の存在地の豊島区は距離的に都心と周辺部の中間に位置していて人口は中間的だが，隣接する練馬区は東京都23区で2番目の高人口区でもあり，当院は手術も行っていることから，それらを考慮し朝の診療開始時間は一般の市内病院と同様の午前9時にして，夕方の終了時間については周辺の診療所が，19時以降も受けつけているところも多いことと，当院スタッフへの負担を少し軽減するためから18時としている．周囲の人口動態，周辺の施設の

* Kotaro OKI，〒171-0014　東京都豊島区池袋 2-17-1　医療法人社団創樹会大木眼科，院長

診療時間，手術，スタッフの人数等が，重要なファクターになるが，なかでもスタッフへの過度な負担は患者へのサービス低下にもつながるため最も考慮しなければならない．また，今後は土日，休日や夜間の診療に重点を置いた診療所の存在も社会的にはニーズがさらに高まると思われる．大都市では，さまざまな形態で人が生活しているので，診療所の診療形態にもバリエーションや個性があって良いと思う．

2．多数の大学病院，総合病院への好アクセスを考えて

＜有床診療所を無床化へ＞

当院は有床診療所として眼科診療を行ってきたが，数年前から入院施設を廃止している．入院ベッドの使用目的は手術患者への対応であったが，ほとんどの白内障手術は日帰り手術で行われるようになったことで，当院でのベッド使用率は大変低いものになり，スタッフの負担や人件費等と見合わなくなったことが主たる理由である．大都市の好条件として，公共交通機関が充実し入院設備のある大学病院や市中病院へのアクセスが容易であるので，入院の必要なハイリスク患者については，十分な説明のもとにそれらの施設へ紹介することに切り替えている．ハイリスク患者以外で家庭の諸事情等から1〜2日だけの入院を希望する患者に対しては，当院近くのホテルを紹介し対応しているが，大変好評でもある．さらに，近年の眼科検査機器の増加は著しく，検査室こそ広いスペースや個別の暗室が必要であり，入院室であったスペースは新たな検査室として非常に有用である．日帰り手術の発展と大学病院等へのアクセスの良い大都会では，今後は診療所が有床である必要はあまりないと筆者は考えているし，超高齢化を伴うハイリスク眼や身体的ハイリスク患者は，麻酔科や内科も備えた入院施設で対応したほうが，開業医だけでなく，患者とその家族にとってもストレスが少ないと思う．

多様化する患者，国籍，言語

日本の全国的な傾向と思われるが，国内で暮らす外国人の数は増加傾向にあり，とりわけ大都市で暮らす外国人の比率はかなりの数字に上っている．また，外国人患者ほどではないが，性的マイノリティ（LGBT）の患者が来院する機会も考慮に入れるべきであり，この多様化する患者に対するサービスは確実に充実させていくことを念頭に置かなければならないと考えている．

1．外国人，多国語への対応

大都市のなかでも東京は外国人の居住者が最も多く，2019年の調査では55万人を超えている[1]．そのうち80％以上は23区内で生活しているといわれており，筆者の施設のある豊島区の在住外国人は3万人を超え23区中第4位で，隣接する新宿区は4万3千人以上で第1位，新宿区の全人口に占める外国人の割合は12.4％と大変高い．さらに，近年は多国化の傾向が進み，中国，韓国，ベトナム，フィリピン，ネパールとアジア諸国の占める割合が増加し多種多様な文化と価値観を持った人たちが暮らし，そして病気に罹患した場合は地元の医療機関を受診するようになっている．また，日本在住の家族を頼って，東京での治療を目的に来日する中国人患者も時々来院するようになった．日本語に堪能な外国人も増加はしているが，日本語に不慣れな患者も大変多く，円滑に医療を行うには言語の問題は避けて通ることはできない．

1）日本語のできる外国人スタッフを採用する

今までは，事務職員や医療スタッフの外国語力の向上や，外国語に堪能な日本人を採用することで，外国人患者への対応を考えてきたが，現在では発想を変えて，「外国語に堪能な日本人」ではなく「日本語のできる外国人」を採用することで，増加する外国人患者へのコミュニケーションを取るほうがより良いと考えている．町中の医療施設以外の多くの職場，例えばコンビニ，携帯電話ショップ，飲食店等では「日本語を話せる外国人」

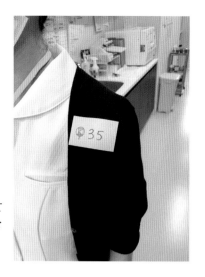

図 1.
呼び出し用番号シール
患者の上半身衣服に貼付する. スタッフが近づいて
番号を確認して診察室へ誘導する. 衣服の特徴等を
スタッフ間で引き継いでいるとスムーズに行える.

が接客に従事し, 日本人のみならず外国人に対しては英語に限らず母国語など多言語で対応する姿を目の当たりにする.

英語については医師を始め多くのスタッフが対応可能であっても, 問題は急増するアジア圏の患者である. 当院では, 外国籍で広東語, 北京語を母国では使用し英語に加えて日本語検定に合格したスタッフを採用しているが, 院内案内のみならず, 理解の必要な検査, 投薬指導, インフォームドコンセントの通訳に至るまで大変重要な役割を果たしているし, 今後も同様のスタッフの必要性は増していくと考えられる.

2）AI の登場で期待されるタブレット端末の翻訳ソフト

最近, 著しく発展してきているいわゆる翻訳ソフトは, AI 技術の登場によりその能力を上げてきていて, 医療の現場でも利用価値を期待している. 政府主導のものとしては, 「世界の言葉の壁」をなくし, 自由でグローバルな交流の実現を目標として翻訳技術を 2020 年までに実装するという総務省の計画で進められてきた「VoiceTra」があり, 筆者も使用経験がある. それ以外にも多くの翻訳ソフト, 翻訳ツールが実働していて, 薬局等でそれらを導入して外国人への投薬説明等に効果を上げている施設もあるので, 使い方次第で, 医療上のコミュニケーションのかなりの部分も補える可能性がある.

2．性的マイノリティ(LGBT)への配慮

東京では世田谷区や渋谷区で同性パートナーシップ条例が成立しており, LGBT への理解は確実に進んでいると思われる. 当然のことながら個人情報を取り扱う医療機関での理解と配慮は重要であり, なかでも患者に最も身近である開業医の施設においてこそ LGBT への配慮は不可欠と考えている.

1）名前呼び出しへの配慮

後述することに触れるが, 当院では原則として患者の呼び出しは「保険証に記載された名前」で行っている. しかし LGBT の患者のなかにはさまざまな理由から「保険証に記載された名前」への違和感や嫌悪感を持っている方が少なくなく, 別名での案内を希望されたことが度々ある. それらの経験から, 名前以外の呼び出し方法が可能なことを掲示して受診時に案内することを実施している. 具体的には番号を記載したシール(図1)を衣服に貼っていただいて対応するのだが, 方法の詳細は後述する.

2）トイレ表示への配慮

衛生陶器や住宅設備機器の製造販売を手がける TOTO 株式会社(本社：福岡県北九州市)は, 2015年頃から LGBT のトイレ利用についての質問が急増したことを背景に, 2018 年にインターネットを利用したアンケート調査を実施し LGBT の 1,136名から得られた調査結果を公表している[2]. それによると, トイレを利用する際に他人の視線や男

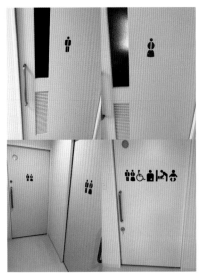

図 2. 4種類のトイレ性別案内表示
4パターンを作成することで，LGBT
の方への配慮を行っている．

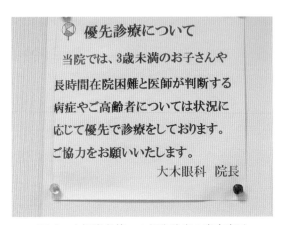

図 3. 小児患者等への優先診察の案内表示
待ち時間に飽きやすい小児を優先的に診察す
ることは，待合室の平穏が保ててすべての患者に
メリットはある．

女別のトイレがないことにストレスを感じること
が多いことや，「からだの性に基づくトイレを利
用したい人」がいる一方で「性自認に基づくトイ
レ」を利用したい人もいること等が報告されてい
る．そこで当院では，トイレの表示を男性用，女
性用，多機能用，男女共用の4つのパターンで表示
案内することで，LGBT の方の精神的なストレス
が少しでも緩和できるようにと考えている（図2）．

優先診察や，外来での診察案内

1．小児患者等への優先診察

　旅客機の搭乗案内では，小児や搭乗に手伝いの
必要な旅客に対する優先搭乗が社会的に定着して
いる．これは，サービスという意味もあると思う
が，すべての旅客の円滑な搭乗という意味でも効
果がある．当院では，約10年前からこの方法を採
用し，3歳未満の小児患者と長時間院内に滞在す
ることが困難と判断される患者に対しては，待ち
時間を短縮して優先的に診察を行っている．この
方針を掲示すること（図3）によって他の患者から
の理解を得るようにしているが，このことについ
ての苦情は今まで聞かれていない．また小児の場
合は待ち時間が長いと，飽きて寝てしまったり逆
に泣き出してしまったりすることも多く，待ち時
間の短縮によって診察時の困難の軽減ばかりでな

く，待合室の平穏の維持等で他の患者への好影響
も考えられるため，優先することの効果は本人と
家族にとどまらないと思っている．

2．名前呼び出しと番号呼び出し，診療所なり
の方法

　現在，大学病院を始め多くの総合病院等は，番
号を使用して患者呼び出しを行っている．これ
は，個人情報保護への意識が高まったことが背景
にあり，当然の流れのように思われるが，一方で
は特に高齢者の多い眼科では番号呼び出しの問題
点もあると感じている．眼科の患者であるので，
大前提として視力が不良な場合が多く，掲示板で
番号を確認するのが困難であることが想定され
る．さらに高齢ゆえに難聴者も少なくなく，理解
力の低下等からそもそも自分の番号を把握してい
ない場合も問題になると考えられる．そこで当院
では，別項でも述べたように，原則として「保険証
に記載された名前」で呼び出しを行っているが，
患者が「保険証に記載された名前」での呼び出しを
希望しない場合や難聴者へは，番号での呼び出し
を選択できることを掲示して，希望者にはその対
応を行っている（図4）．具体的には，番号の記載
されたシールを上半身の衣服の目立つ場所に貼付
（図1）させていただき，順番が来た場合はスタッ
フが近づいてその番号を確認して診察室までお連
れすることで，難聴者についても確実に案内でき
るように配慮している．大病院ではなく待合室の

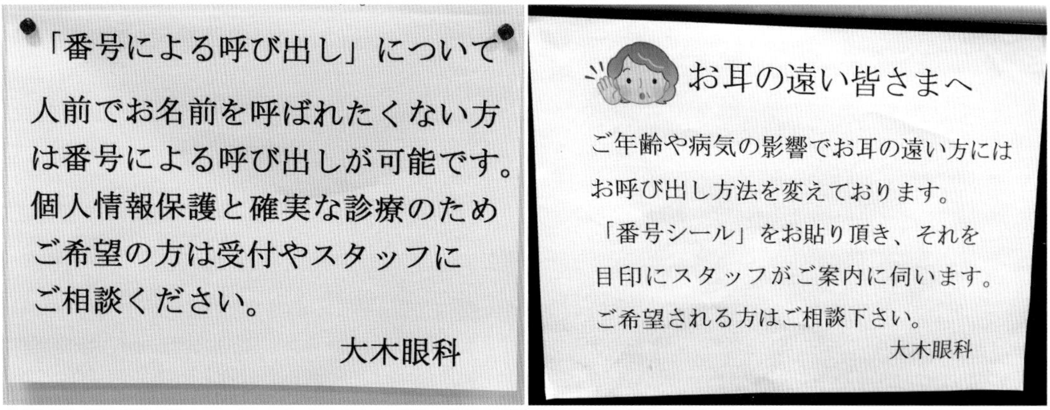

「番号による呼び出し」について

人前でお名前を呼ばれたくない方は番号による呼び出しが可能です。個人情報保護と確実な診療のためご希望の方は受付やスタッフにご相談ください。

大木眼科

 お耳の遠い皆さまへ

ご年齢や病気の影響でお耳の遠い方にはお呼び出し方法を変えております。「番号シール」をお貼り頂き、それを目印にスタッフがご案内に伺います。ご希望される方はご相談下さい。

大木眼科

a|b

図 4. 呼び出しの案内表示
a：番号呼び出しの案内表示．名前呼び出しを希望しない患者への対応として必須
b：難聴者への呼び出し方法の案内表示

スペースも限られた診療所であるので，番号で呼び出すのではなく，番号を目印にスタッフが近づいて案内することは十分可能である．

セキュリティと防衛手段

大都会のように人口が多い場所は犯罪件数も増加するのは統計をみるまでもない．当院でも，先に述べた「名前呼び出しを希望しない患者」のなかに指名手配犯が確認された経験がある．病院，クリニックの待合室は市中の往来と同じで，すべてに解放されているので，それなりのリスクは当然ある．そのため，すべての職員のためにセキュリティ対策は大変重要である．

1．院内に複数の防犯（セキュリティ）カメラの設置と，それの周知は抑止力になる

過去の経験から，防犯カメラを設置することは院内での犯罪防止や，犯罪者の来院に対しての抑止力効果はあると考えている．すべての診療室のほか，待合室，検査室等，院内各所に防犯カメラを配置し，その存在を掲示して知っていただくことが良いと考えている（図5，6）．患者プライバシーを重要視して診察や検査が個別化，個室化していくため，そこでの診察や検査の状況を記録しておくことが，根拠のないクレームやいわゆるモンスターペイシェント対策として必要であるし，これからは全職員の保護という視点から必須であると考えている．

その他，防犯カメラは，地域の犯罪抑制や捜査にも役立てることができ，当院も警察署への捜査協力として録画映像の提供を求められたことを何回か経験している．

2．緊急連絡ブザーと緊急連絡

非常に稀なことであるが，通常とは明らかに精神状態の違う患者に遭遇することがある．飲酒している場合は少なくないが，酒臭がしない場合は覚醒剤か何らかのドラッグの使用を疑う．いずれにしろ通常に診察が可能であれば問題は少ないのだが，診察室での1対1の時間はストレスを感じるし，女性医師の場合は尚更と考えられる．スタッフが同室して一緒に対応するほか，危害を受ける恐れがあるような場合は警備会社に通報をできるように緊急連絡ブザーを各診察室に設置しているが，連絡のみならず院内での協力体制は整えておくことが残念ながらこれからの時代は必要だろう．

被害者にも加害者にもならないこと

当院周辺の生活空間を筆者なりにあえて総括するなら，「善と悪」，「清と濁」，「本物と偽物」そのすべてが生き残れる場所になる．それが都会の色であろう．人口過疎地であれば，偽物は直ちに知れ渡りその地を去らなければならないだろうが，大都会は隠れる前に紛れてしまい，時には大きな顔をして生存可能ですらある．それはすべての業種に当てはまり，残念ながら眼科医療業界も例外ではなく，眼科医も患者も同じである．この仕事環境を考えると，この国の大都会で倫理観を振り

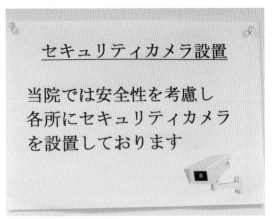

図 5.
セキュリティカメラ設置の案内表示
案内表示は犯罪抑止力になると考えている.

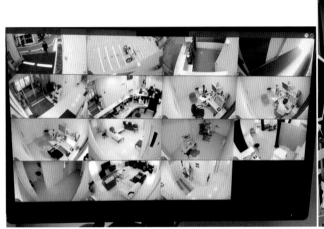 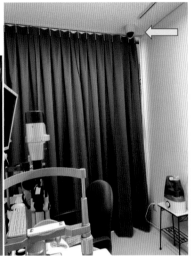

図 6. セキュリティカメラ
a:院内各所のセキュリティカメラ
b:診察室内のセキュリティカメラ
矢印の位置に配置して,診察状況を録画記録することで,
根拠のないクレーム等に備える.

a|b

かざすこと等もはや手遅れの感があり,何よりも大切なことは被害者にも加害者にもならないことではないか.本稿のなかでLGBTへの配慮を挙げたが,それは加害者にならない努力の一つであり,各診察室をはじめとするセキュリティカメラの院内配備は身体的のみならず,根拠のないクレームを避け精神的にも被害者にならないための備えである.別件だが,大病院ではなく診療所であるので,患者全員を番号表示で呼び出すような無機的な環境になることに対しては,診療所の開業医として個人的には抗いたい.それは倫理観などではなく,患者の近くにいたいだけのことである.本稿が,少しでもお役に立てればと思う.

文　献

1) nippon.com:https://www.nippon.com/ja/japan-data/h00398/
2) TOTOニュースリリース:https://jp.toto.com/company/press/2019/01/15_005472.htm

MB OCULI. No. 90：31 − 36, 2020

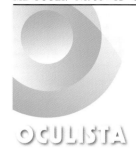

Ⅱ. 開業のバリエーション

1. 大都市部での開業

医療モールでの開業
―surgical の場合―

上田俊介*

OCULISTA

Key Words： 医療モール(group practice)，メディカルモール(medical mall)，眼科手術(ophthalmic surgery)，大都市部(metropolitan area)，クリニックモール(clinic mall)

Abstract： 東京の区部にある医療モールで手術を中心とした眼科クリニックを 23 年間経営している．モール内の他のクリニックの医師たちと協力し，家賃交渉，共同購入，知名度の向上，何よりお互いの精神的支えになる等，多くのメリットを享受した．適度な距離感を保ち，各クリニックの独立性を尊重することが肝要であった．手術は白内障が中心であったが手術件数は 2〜3 年目以降プラトーで，手術患者の紹介率は当初 80％，現在 70％で 20 年間あまり変わらなかった．常勤医師 1 人の体制なのでキャパシティーに限りがあるためと考えられた．設備，スタッフには余裕があり，手術数の増加を望むなら医師の増員が必要と思われた．

はじめに

筆者は1997年に東京都中野区で開業した．場所は東京地下鉄(メトロ)丸ノ内線のターミナル駅で，都営大江戸線との乗り換え駅でもある中野坂上の駅ビル，30 階建のオフィスビルである．アメリカで先行して普及し，日本では当時はあまり一般的ではなかった group practice での開業で，日本ではまだ使われていなかったメディカルモールという名称を登録のうえ使用した．アメリカでは同じところで何人もの医師が開業する形態を group practice と呼ぶのが一般的であったと思うが，そのまま日本語にするとグループ診療と混同される可能性もありメディカルモールと名付けた．現在では医療モールという呼称も一般的になっているように思うので，本稿では group practice を医療モールと呼称する．

当時は医療モールでの開業は珍しかったので，

医療モールの形，狙い，今後の見通し等について 2 つほど文章を書いた[1][2]．幸いその後23年大過なくクリニックを経営している．その後の展開はどうだったのか，当初の見通しはどの程度当たったのか等，23 年経った今，来し方を振り返り行く末にも思いを馳せてみたい．都市部での外来手術を中心としたクリニックという限られた条件下ではあるが，開業場所，診療時間，手術のこと等，いくつかについて述べたい．また医療モールという開業形態について，23 年の経験をふまえ，そのメリットとデメリットについて述べる．これから眼科での開業を考えているという方々にばかりでなく，勤務医の方々にも参考になれば幸いに思う．

ただし，他所の医療モールについての情報を持ち合わせていないので筆者の経験がどの程度普遍的なものであるかはわからない．同じ都市部での医療モールであっても，手術をしないクリニックでは相当に異なる部分があると思われるので，その点にも特にご留意いただきたい．

* Shunsuke UEDA, 〒164-0012 東京都中野区本町 2-46-1 サンブライトツイン 3 F 上田眼科，院長

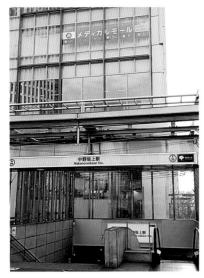

図 1. 外観①

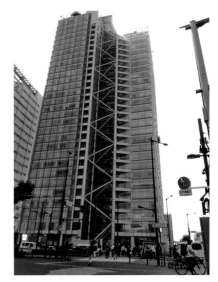

図 2. 外観②

大都市部の医療モールでの眼科開業経験

1. 開業場所のこと

筆者の卒業大学も所属医局も順天堂大学である。順天堂大学医学部眼科学の初代教授である佐藤 勉（RK 屈折矯正手術の考案等で高名）は早逝したが，その遺稿に「新しく開業する人のために」がある[3]。その冒頭で佐藤は「医者の居ない所で開業すれば患者も集まるだろうと思うのは原則として誤りである。医者の多勢居るところは患者も多く集まる所なのであるから，そのなかで開業して正々堂々と実力を比べて，見事に成功すべきである」と述べた。60 年も前の記述であるが，都市部での開業に限ってみれば相当に的を射ている（佐藤の遺稿では眼科医としての心構えについて良く書かれているので一読をお勧めする）。患者の多く集まる所とは周囲の人口が多く交通至便な所であろう。このような場所では　多くの患者が来る可能性がある反面，患者にとっても選択の余地が多くあるので競争が激しい。現在，都市部は眼科医不足状態ではないのでまかり間違えば経営破綻のリスクもある。都市部では家賃や人件費等の固定費が割高であるのに診療報酬点数は全国一律であり，したがって都市部での利益率は相対的に低く，経営リスクは高い。経営安定のためにはある程度スケールメリットを求める必要がある。さらに同じ設備，人員，時間で多くの手術や外来患者を

こなせば経営が安定する。しかしスケールメリットを求めれば他のクリニックとの競合が激しくなるし，医療の質の低下を招くような事態となれば元も子もなくなることとなる。都市部の患者は特に医療の質に敏感であるとよくいわれるからである。患者のためになる良い医療を目指せば評判が良くなり患者数も増える道理であるが，良い医療には人手も時間もかかるので事は簡単ではない。とにもかくにも事故を避けながら，十分な経験に裏打ちされた実力を養う必要がある。誰しもが最初から経験豊富であるわけではない。1 人で診療する場合に最低限どの程度のスキルが開業するにあたって必要なのか等，予め十分に検討する必要がある。

筆者のクリニックは東京地下鉄（メトロ）丸ノ内線と都営大江戸線の乗り換え駅である中野坂上駅の駅ビルにある（図 1, 2）。電車や自動車での通院を考えると至便な所であり，30 分以内に行ける大学病院も 10 か所程あり，東京医科大学の建物は見える距離にある。競争の激しい場所であるといえるし，家賃は相応に高い。幸い外来患者数，手術件数とも経営安定には十分といえる状態であるが，2 年目からほぼ横ばいで 20 年間さしたる増加はない。筆者としてはかなりハードに働いているつもりではあるので，筆者自身のキャパシティーがリミティングファクターになっているようである。開業当初にはいずれパートナーを探そうと考えていたので 1 人でやるには設備も人員も過剰に

なってしまった．過剰は余裕という面もあるが都市部での割高な固定費を考えると，さらなる経営安定や筆者自身の労働条件改善のためには，設備，人員配置の規模に見合った効率の良い経営形態が必要と思われる．筆者のクリニックでもパートナーとのシェアや医師の雇用等の運営形態の変更が今後の課題であろうかと思う．

2．手術について

筆者のクリニックでは白内障手術を中心として，眼瞼挙筋前転術，翼状片手術等を日帰りで行ってきた．開業当初は全層角膜移植術やトラベクレクトミーも行っていたが白内障手術が増えてくると手が回らなくなり，緊急を要する緑内障手術以外は行わなくなってしまった．半日の手術枠を週2回設けており，白内障手術は週18件程度を目途に行ってきた．筆者は術前検査から術後の紹介元へお返しするまでの経過観察をすべて一人で行うことをポリシーとしているので，現在の件数で手一杯，むしろ多いくらいだと考えている．このペースは開業2年目から現在までほとんど変わっておらず，手術件数は筆者自身のキャパシティーがリミティングファクターとなり2年目以降増加しないものと思われる．治療のクオリティを保つためにはこれくらいが良いと思っている．マスコミに露出すると急激な患者の増加を招きポリシーを貫けず，医療サービスの質の低下，トラブルを招くものと思っている．筆者のクリニックのような場所では診療圏や対象人口の考え方は通用しない．信用，評判が大切で，手術を行う場合は絶対に失敗例を出さないことが肝要であると感じている．特に術後眼内炎の防止は重要で，故中島　章　順天堂大学名誉教授も特に強調しているところである[4]．

筆者は手術をすべて日帰りで行っている．開業後5～10年くらいで病院でもほとんどが日帰り手術になるのではないかと考えていたが見込み違いであった．手術点数は下がっていくことが予想されたが，開業時の借入金を返済する数年間は問題ないと考えていた．これは見込み通りであったが，現在では採算をとるには相当の手術件数を要

するようになっている．開業時に今の手術点数であったら経営は困難であったとも思われる．

他院からご紹介いただいた患者は，初診時にすでに患者と医師間の信頼関係が半分以上できているという点で大変好都合である．紹介元の先生が推薦してくださっているからである．普通，患者とのトラブルは信頼関係があれば起こらない．開業当初は手術患者の80％程度が他の眼科からの紹介患者であったが，紹介率は現在も75％とあまり変わらない．当初は紹介率が徐々に低下して，口コミで直接来院する患者が増えていくものと予想していたのでやや意外であった．手術のキャパシティーに余裕がなかったためかも知れない．当院にとっては他院からのご紹介が頼みの綱であり，これなしには経営は成り立たない．しかし紹介患者の率が高いのは良いことだと考えている．他院からの患者は必ず紹介元にお返しするので，常に他の医師の目を意識しながら手術，診療にあたることとなる．これで緊張感を保つことができるし，また先生方からご意見もいただけるので大変ありがたい．このように多くのご紹介をいただけるのは都市部ならではのことかも知れない．ご紹介下さる先生方にいつも深謝申し上げている．

3．設備，人員

筆者のクリニックでも当初は複数のドクターでの運営を考えていた．しかし出資，経営責任，診療上の責任等の所在を考えると解決すべき問題が多くあり，とりあえずスタートは1人で開業することとした．しかし1人で診療するには設備も人員も少々過剰であった．地方ではさして問題ではないかも知れないが，都市部ではやはり家賃，人件費が割高で特に効率の良い経営が求められる．筆者のクリニックでは手術室の使用は週に半日が2回であるし，看護師も手術時に合わせて余裕をもって配置すると外来診療時は過剰気味となる．手術専門分野を異にするドクターと組むのが理想であった．そうすれば学会出席等，休みも取りやすかったと思う．手術室や人員の有効利用のためにオープンシステムも模索したが責任の所在，費

用負担や保険の問題等があり，アメリカのように自らの責任で手術室を利用しようとする希望者はなく今のところ実現していない．

パートナー，医師の雇用等も考えてはきたが，1人の患者を初診から術後まで，すべての責任を持って自分で診ることが筆者のポリシーであるので，なかなか実行できず23年が経ってしまった．複数の医師で運営するのなら，肉親であれ，他人であれ年齢の違う親しい間柄の人が組んで，時間の経過とともに経営権をバトンタッチしていく形が理想的だと考えている．

4．診療時間

火曜日の午前と水曜日の午後を手術日としている．火，水，木の午後は大学医局からのアルバイト医師が外来を担当している．それ以外の外来診療は院長の筆者の担当で，日曜，祭日，土曜日の午後は休診である．手術は麻酔科と一緒に行っている．地域によっては麻酔科医の調達は困難なようだが，東京の区部にある筆者のクリニックでは幸い今までのところ困ったことはない．手術は採算を考えるとある程度の数が必要となり，限られた時間内で効率良く行うにはある程度の人員も必要である．人員を安定的に確保するには常勤者が良いが，手術日以外の日には過剰になりやすい．筆者のクリニックでは看護師は常勤3名，非常勤1名であり，かなり余裕があるがコスト的には問題がある．派遣の看護スタッフを利用したこともあるが，練度のバラつきがあり，教育を行うにも問題があるのであまり手術には適さず，現在は利用していない．

当院では夜間，休日診療を行った経験はない．土曜日には勤め人の来院が多いので，夜間および休日の診療の需要はあるものと考えられる．実際，近隣の他科等のクリニックで行っているのをみると患者には相当の人気があるので，家賃の高い場所では複数の医師で夜間，休日にも外来診療を行うことを検討しても良いかも知れない．都市部でのアルバイト市場の動向にも関係するが，多数の医師でクリニックをシェアすることは固定費の有効利用の意味で有利であり，またリモート診療が普及すれば拠点としての利用もあろうかと思う．ただし，当院のようなオフィスビル内での開業ではビルのセキュリティー上の規制もありかなり難しい．さらに職員の調達等の解決すべき課題も多い．

筆者のクリニックではアルバイト医師の担当日の患者数は常勤の筆者の診療日の1/3程度である．アルバイトの日だけ切り取ってみればなかなか採算はとれない．患者は常勤医に集中する傾向があり，アルバイトは経営上の採算を考えると効率が悪い．経営側からすれば，業績に対して一定の責任があるパートナー的関係のほうが望ましいかと思う．

アルバイトをする側から考えると改善を目指すべき点があるのではないかと思う．つまり，今後のさらなる医療財政の悪化，定年延長等により，勤務医のポストの空きが減少することが予想されるからである．勤務医のポストが充足することでアルバイト市場が縮小する．つまり買い手市場が予想されるわけで，アルバイト先の確保のためにはアルバイトする側にも何らかの工夫が必要となってくるのではなかろうか．

5．家賃について

我々の医療モールは5つのクリニックからなっている．当初より我々の医療モールでは各クリニックの家賃の坪当たり単価は統一するよう貸主側と交渉してきた．クリニック同士お互いに家賃を公表してそれを確認してきた．モールを続けるうちに経営状態の悪いクリニックが出てきて，救済のために家賃を下げる必要が出てくることがあった．その際も貸主と団体交渉し不採算クリニックの専有面積の縮小と，他のクリニックの若干の負担増により統一坪単価を維持した．家賃の坪単価が不公平になることは不協和音の元になると皆が考えたからである．結局不採算クリニックは撤退することになったが，残念ながら後に入るクリニックを我々自身で探してくることはできなかった．貸主が探してきて，結果的には問題のな

いクリニックが入ったが，賃料を値下げして家賃の不公平が生じたり，既存のクリニックと診療科がバッティングするクリニックが入ったりして医療モール内の和が壊れる可能性もあった．後任クリニックはできれば我々で探すべきであった．空きが長引けば賃料を下げ，既存のクリニックと同じ診療科を入れてでも穴を埋めたいと考えるのは貸主としては当然のことであるともいえるからである．とにかく貸主とは良い話し合い環境を保つことが大変重要であるので，空きが出た場合にはモールの各クリニックが連絡を取り合い，医療モール全体で貸主と協力して全力で後任を探す努力をすべきである．何らかの形の運営会社（クリニック参加者で運営するか第三者が運営するか，いろいろな形があろうかと思う）が必要であろう．

医療モールのメリットとデメリット

1．医療モールのメリット

筆者のような外来手術を中心にした診療をする者にとっては，たとえ別々のクリニックではあっても，常に何人ものドクターが同じ場所で働いていて非常事態には助けてもらえるという安心感があるのは何者にも代えがたいメリットである．当院では手術日には麻酔科医がいるが，手術時以外にも FAG 等での非常時もありえるのでこの点での医療モールのメリットについては論を俟たない．実際には23年間そのような緊急事態はなく，保険のようなものかも知れないが，やはり最も大きなメリットと思われる．その他にも医療モールのメリットはいろいろとあり以下に述べる．

a）仲間がいること

勤務医には同僚がいる．時には競争相手であるが，困ったときには相談もでき，褒めてもらったり喜びを分かち合えたりする．その点，開業医は患者の診断についての判断，経営判断等を1人で行わなければならない場面が多く，孤独になりがちである．しかし，医療モールの場合は勤務医ほど近い関係ではないが仲間がいる．あまり利害関係がないので，友人に近いような良好な関係を保

ちやすく，精神衛生上とても好ましい．医療モールの大きなメリットであると思う．

b）患者によるクリニックの存在の認知

都会のビル内のクリニックの存在は認知されにくい．特にオフィスビルでは看板も限られるので，1つのクリニックを受診すると他のクリニックも同時に認知される医療モールは有利である．筆者のクリニックでは開業後23年経った今でも，このビルにクリニックがあるとはずっと知らなかったという近隣の患者が時々来院する．特に高齢者にはビルは敷居が高いという人が多く，ビル内の医療モールの認知度が低い．実際，紹介されて初めて来院した患者から，その後医療モール内の他のクリニックも受診したという話をよく聞く．さらにインターネット等でも各クリニックのウェブサイトにモールの紹介を載せたり，リンクを貼る等，認知度の向上に努めており，これも効果的と感じている．

c）共同発注について

外注検査，掃除，洗濯，電話，レセコン，消耗品購入，広告宣伝等，共同で発注することでコストダウンをはかり，業者選択や内容の研究等の手間も削減できる．業者との交渉も発注量が多いほうが有利である．参加は強制にならないにようにして，メリットを感じた希望者のみが参加すれば良く，その分野が得意な人が中心になって話を進め，賛同した人が参加するのが良いと思う．適度な距離感を保ち，メリットはしっかり享受できるのが理想的と感じる．電話は，当初は共同の交換機を入れて各クリニックが内線でつながるようにしていたが現在は個別である．各クリニック間の連絡は外線でも支障ないし，交換機が高価であるので更新時に廃止した．駅の広告看板等の共用はコスト削減効果が大きくて良かった．外注検査，掃除，洗濯等はまとまることで費用節減効果が大きい．

d）設備，機器の共用

高速らせん CT，X線装置等，他のクリニックが保有する設備を利用する試みも行った．筆者の

保有する手術室の開放も行った．しかし責任の所在やコストの算定等，問題が多く共用はあまり有効に行われなかった．必要があれば患者を紹介して委ねるほうがすっきりしているからである．また共通の案内所や共同受付等も検討し一部は実際に行ったが続かなかった．やはり集合による利益は享受しながらも各クリニックの独立性，独自性を十分に保つ必要があった．薬局をモール内に誘致することは，開業当時には規制もあり行わなかった．患者の利便性は向上すると思うが，現在でもいろいろ反対意見がある．検討したことがないので是非についてはわからない．

e）患者の利便性

患者は医療モールを訪れればいくつものクリニックを同時に受診することができる．また待ち時間の有効利用も可能である．例えば散瞳検査待ちの間に整形外科のリハビリを受ける等である．正確な数字は持ち合わせないが，同日中にモール内の複数のクリニックを利用している率は期待程度（総合病院程度）との印象を持っている．

f）紹介ネットワークの拡大

医療モールのメリットはさまざまな科，出身大学，さまざまな年齢の先生と情報交換できる可能性があることである．ちなみに我々の医療モールでは5つのクリニックの院長の出身大学がすべて異なる．開業医は患者の診断についての判断，経営判断等を1人で行わなければならない場面も多く，孤独になりがちである．患者の病状，紹介先についてや経営情報等，常に親しく話し合えるメリットはとても大きい．

2．医療モールのデメリット

開業当初も医療モールのデメリットについては特に思いつかなかったが，人間関係についての懸念はあった．実際に長く続けているうちに経営状態についてある程度格差が生じてくるのはやむをえず，実際に経営状態が悪化し撤退することになったクリニックもある（法人，他所にもクリニックを保有していた）．しかし今日まで人間関係について何らかの不都合が生じたことはない．

これは問題（家賃交渉等）が生じたときにしっかりと話し合い連帯すること，プライベートな付き合いは避けお互いに不干渉であること等によって可能であったと思われる．他のクリニックが窮地にある時にそれを助ける必要が出てくるときもあろうかと思うがこれはお互い様であるのでデメリットとはいえない．

終わりに

医療モールについて23年間の経験，メリットとデメリット等について述べた．比べるとメリットのほうがずっと多いと感じる．医療モールのデメリット，最大のリスク要因は医師間の人間関係の悪化である．幸いにして23年間うまくやってこれたのは，常に皆でよく話し合い，助け合うようにして利益を享受しながらも，適度な距離を保ち不干渉であったからだと思う．生物学でいう「ヤマアラシの距離」，つまり寒い夜に温め合いながらもお互いの針の刺さらない距離感，これが最も大切な点かと感じている．

謝　辞

資料提供，ご助言をいただいた村上　晶 順天堂大学眼科学教授に深謝申し上げる．

文　献

1) 上田俊介：都心のビルでグループ開業（複合専門クリニック）．銀海，**35**：18-22，1998．
2) 上田俊介：都心でのグループプラクティス．一人で対処する眼科診療（金井　淳，矢沢　司編）．南江堂，pp. 58-61，2001．
   Summary 主に順天堂大学関係者60数名の分担執筆による，眼科一人開業のために有用なマニュアル．
3) 佐藤　勉：新しく開業する人のために．眼科，**2**(8)：655-658，1960．
   Summary 眼科医としての心構えについて述べた順天堂大学眼科のバイブル的文献．
4) 中島　章：診療心構え．一人で対処する眼科診療（金井　淳，矢沢興司編）．南江堂，pp. 33-35，2001．

MB OCULI. No. 90 : 37−39, 2020

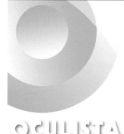

特集／眼科開業の New Vision─医療界の変化を見据えて─

Ⅱ. 開業のバリエーション

1. 大都市部での開業

開業のコンセプト

柴　琢也*

Key Words : 開業(opening)，都心(city center)，コンセプト(concept)，ウェブサイト(website)

Abstract : 眼科医院開業を成功させるためには，開業場所の選択は非常に大きな要素を占める．都心の場合，人気エリアをはじめ多くの地区には眼科医院の数が多く，地区によっては飽和状態の場合もある．開業場所を先に決めるのではなく，自身の得意なことや行いたいことは，どのエリアにニーズがあるかを徹底的に調べることが重要である．そのためには，医院のコンセプトを打ち出すことが必要であり，そのことをわかりやすく患者に伝えることが重要である．

はじめに

　眼科医院開業を成功させるためには，開業場所の選択は非常に大きな要素を占めるが，都心部ではクリニックが供給過多の傾向があり[1]，かつてのように開業しただけで成功するとは限らない．本稿では，都心部における眼科医院開業について考察する．ただし，筆者は本稿執筆中には眼科医院を開院してまだ1年も経過していないため，まだ本院が成功したのか不成功だったのかの評価もできない状態であることを前もってお断りしておく．

開業における都心部の特徴

　都心の場合，人気エリアをはじめ多くの地区には眼科医院の数が多く，地区によっては飽和状態の場合もある．開業予定地には，競合する医療機関があることを前提に検討が必要である．

開業における都心部の利点

　都心部で開業する利点として，潜在的な患者数が多いこと，交通網が発達しており利便性が高いことが挙げられる．都市部への働き手の流入も多いため，スタッフの採用が比較的容易であることがいえる．また，交通の便が良いことより，広範囲からの来院を受けることが可能である．さらに，繁華街やビジネス街等では，通院可能な比較的元気のある患者や，ビジネスマン等の症状の軽い初診の患者を獲得する機会が多いことも挙げられる．

開業における都心部の問題点

　都心の多くの場所は駅に近いが，駅に近い物件は，開業の際に多くの人が注目する傾向にある．また，周辺は人通りも多く，駅からのアクセスも良いため，いかにも集患がスムーズに行えそうであるが，多くの人が考えるということはそれだけ周辺に競合施設が存在する可能性が高いということになる．地域全体で見込める集患数は多くても，それを複数のクリニックが競い合ってしまえ

* Takuya SHIBA, 〒106-0032　東京都港区六本木1-7-28-201　六本木 柴眼科，院長

ば，一施設あたりの集患数は減少する．さらに，都心部では多くの場合，診療範囲がクリニック周辺のみに限られるという点も問題点といえよう．また，都市部で開業すると，不動産コストや人件費が高いという問題点もある．駅に近ければテナント料はさらに上がる．診療費は全国一律なので，設備や人件費のコスト分，利益率が下がることが難点である．

都心部で開業するにあたっての戦略

開業場所を選択するにあたって「都心で競合の少ない地域はどこか？」という発想は控えたい．たしかに競合がいるかどうかは場所選びの重要なポイントであり，原則的には避けるのが基本であるが，ある程度の規模の町では，もはや競合のいないエリアはないに等しい．競合がまだいないのではなく，魅力のある立地ではないから競合がいない可能性や，開業時に競合が少なかったとしても，魅力のある立地であれば後から増える可能性は高い．また，その地域の患者層が，自身の目指す診療と合わなければ運営も厳しくなる．したがって，開業場所を先に決めるのではなく，自身の得意なことや行いたいことは，どのエリアにニーズがあるかを徹底的に調べることが重要である．飲食等のサービス業では開業に際し普通に行われていることであるが，医療でも同じことが求められている．そのために最も重要なのは，医院のコンセプトを打ち出すことであろう．都心では，大学病院，総合病院，眼科病院，通常の眼科医院，保険外診療専用の眼科医院等，さまざまな形態の眼科関連施設が存在している．そのような環境下で新たに眼科医院を開設するにあたって，幅広い眼科領域に対応できることは，集患という面においては軸がぶれてコンセプトが明確でなくなり必ずしも強みにならないことがある．そのためには自身の強みと弱みを客観的に把握して，強みを最大限に生かして，弱みを医療連携等で確実に補うことで対応する．診療上の弱点があるなら代替性があれば致命的な欠点にはならないので，そ

こには手を出さないと決断することも重要である．

また，患者目線でしっかりしたコンセプトを構築し，それをどう集患に活かすか，どう患者に伝えるかも重要である．現在は欲しい情報はインターネットを通じて収集することが一般的であるが，医療分野でも例外ではない．またその傾向は年々増加している[2]．このように医院のウェブサイトや，医療関係のウェブサイトを見比べて受診する医院を選択することが日常的になっており，その内容次第で集患に差が出てしまう．コンセプトがしっかりと定まっていれば，ウェブサイトに医院の特徴を打ち出しやすくなり，患者にも伝わりやすくなる．技術的な話になるが，検索エンジンで上位に掲載されるためには，頻繁にブログ等の更新を行うことが有効であるが，外部のブログサイトにリンクを貼るのではなく，本サイトの内部にブログを組み込むことが重要である．広告媒体として駅看板は検討の余地はあるが，都心はそれよりも検索エンジンのリスティング広告を検討したほうが有用である．最近はスマートフォンの普及により，ウェブサイトの閲覧を主にスマートフォンで行う方が増えているので，コンピュータ，スマートフォン，タブレット等，さまざまな端末に対応するレスポンシブデザインのサイトを開設すると良い（図1）．

都心部では，昼間・夜間，平日・休日で人口が大きく変動することが多い[3]．例えば，30〜50代のビジネスパーソンをターゲットとしてオフィス街の近くで開業する場合，土日の人口は極端に少なくなるため，平日をメインに診療するのが良い．さらに，9：00〜17：00のビジネスアワーの来院は少ないため，昼休みや会社帰りに立ち寄れる時間帯に診療を行い，昼人口にアプローチすることが重要である．

おわりに

都心で開業するにあたっては，地域のなかでどう自らを活かしていくか，という視点も重要である．自身のキャリアを向上させるといった意識に

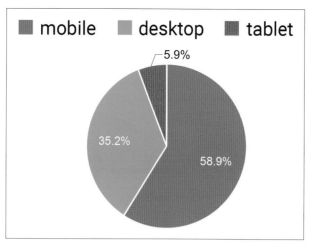

図 1. 当院のウェブサイトのデバイスごとのアクセス状況
当院のウェブサイトを閲覧している方の半数以上が，
スマートフォンで閲覧している．

とどまらず，地域を良くするという意識を持つこと，公共財として何ができるか等，競争によって勝ち負けが決まるという考え方は捨てて，競争が起きてお互いが切磋琢磨することで，地域の集患力が上がるという相乗効果を考慮すべきであろう．

文　献

1) 社団法人日本眼科医会：眼科医の分布に関する資料．2011.
2) 健康保険組合連合会：平成 29 年度医療・医療保険制度に関する国民意識調査．2018.
3) 総務省統計局：平成 27 年国勢調査．

ここからスタート！
眼形成手術の基本手技

編集　鹿嶋友敬
　　　今川幸宏
　　　田邉美香

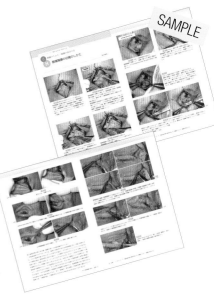

SAMPLE

眼形成手術に必要な器具の使い方、症例に応じた手術デザインをはじめ、麻酔、消毒、ドレーピングを含めた術中手技の実際を、多数の写真やシェーマを用いて気鋭のエキスパートが解説！
これから眼形成手術を学んでいきたい眼科、形成外科、美容外科の先生方にぜひ手に取っていただきたい1冊です。

■B5判　オールカラー　184頁
■定価（本体価格 7,500 円＋税）
■2018 年 1 月発行

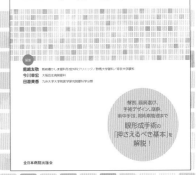

ここからスタート！
眼形成手術の
基本手技

編集
鹿嶋友敬　前橋橋かしま眼科形成外科クリニック／群馬大学眼科／帝京大学眼科
今川幸宏　大阪回生病院眼科
田邉美香　九州大学大学院医学研究院眼科学分野

解剖、器具選び、手術デザイン、麻酔、
術中手技、周術期管理まで
眼形成手術の
「押さえるべき基本」を
解説！

全日本病院出版会

CONTENTS

全日本病院出版会
〒113-0033 東京都文京区本郷 3-16-4　Tel：03-5689-5989
www.zenniti.com　　　　　　　　　　　　Fax：03-5689-8030

MB OCULI. No. 90：41-46, 2020

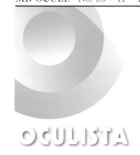

特集／眼科開業の New Vision─医療界の変化を見据えて─

Ⅱ. 開業のバリエーション
2. 地方での開業
開業のコンセプト
─surgical の場合─

金森章泰*

Key Words： クリニックの開業(opening a surgical clinic)，手術(surgery)，手術室(operation room)，白内障 (cataract)，緑内障(glaucoma)

Abstract：オペあり新規開業にあたっては，入念な準備と，テナント設計，手術機器の選定等多数の検討項目がある．オペなし開業よりもリスクは大きく，資金も膨大となる．どういった眼科医になりたいかのビジョンも大切である．オペあり開業の立場から，工夫点や後悔した点等をまとめた．

筆者の紹介

　執筆の前に，まず筆者の紹介をさせていただく．

　2017 年 1 月に開業するまでは，神戸大学眼科講師として，緑内障外来・神経眼科外来を担当し，神戸大学附属病院・関連病院での手術も合わせると年 300 件ほどの緑内障手術を行ってきた．その流れで，手術も行う緑内障診療をメインとするクリニックを開業しようと考えた．クリニックの場所は兵庫県明石市にある JR・山陽電車の明石駅前の総合テナント内である．明石駅はのべ 13 万人の乗降客数があるとされていて，各方面へのバスターミナルもあり，明石駅からは JR で東方向は神戸まで 12 分，西方向は姫路まで 24 分という立地となる．したがって，筆者の開業場所は大都市ではないものの，地方都市の駅前であり，地方の住宅街のなかにある戸建ての開業ではなく，ビルテナントは明石市の市街地再開発事業により完成した官民複合施設となる．ビル完成に伴い，大学

時代の先輩(整形外科)が移転されるので，開業をお誘いいただき，その一部を借りることで筆者も開業を決意した．ちなみにその整形外科のテナントは 300 坪あり，テナント開業の広さとしては日本一でないかと思っている．明石駅周辺は学生時代によく行った場所であり，土地勘もあったことや，大学病院に来院されていた緑内障患者もこの方面からの方が多く，ここであれば引き続き診察させていただけるだろうとの思いもあった．

　開業前の病院勤務はほぼ大学病院のみであり，自らの専門以外のことは自信がなく，いわゆる専門バカの状態であった．開業後は，一般眼科診療はするものの，専門以外の手に負えない疾患患者は早く紹介するように線引きをしている．すべての疾患に高度に対応するのは一人ではとても無理であり，ある意味そのほうが楽だと考えているが，その代わりに，"緑内障ファースト"の診療を行っている．開業後も緑内障手術依頼をもともとの関連病院の諸先生方からいただいており，週の 1 日の半分は別の病院で手術と緑内障外来をする時間を設けている．緑内障手術においては，優位眼を手術するときは入院のほうがベターと考えている．患者が行ける範囲の病院を紹介させて頂

* Akiyasu KANAMORI，〒673-0891　明石市大明石町 1-6-1 パピオンあかし 3F　かなもり眼科クリニック，院長／〒650-0017　神戸市中央区楠町 7-5-2　神戸大学医学部附属病院眼科，非常勤講師

き，そこで執刀するようにしており，そのような施設が兵庫県内に6か所ある．当院ではすべての緑内障手術の術式に対応しているが，当院で施行するときは必ず反対眼のみでしばらく生活できるか，こまめに通院できるかをまず聞いている．基本，白内障も含め手術は無理に薦めない方針で診療しており，2019年の緑内障手術は自院では65件，他院での執刀も合わせると161件を行った．緑内障に関しては最後まで自身が関与，責任を負うことを目標に診療している．

立地選定

開業の成功は立地がなによりも重要な要素となる．開業にあたり，まずどんな開業スタイルをしたいかを決めるのは絶対であり，オペの有無，地元密着型，専門性を活かした広域型の診療等々，そこから開業場所はおのずと限られてくる．コンサルタントの選定も重要である．大手や個人，製薬会社・薬局・税理士・建築関係等々，さまざまな形態がある．しかし，当然のことではあるが，彼らは利益が第一のため，自らが有利になるような物件を案内する．申請書類関係に関して医師は素人のため，コンサルタントについてもらったほうが無難だろう．診療圏調査も必ずもらえるが，これは行政が公表している住民台帳が元となっているようで，人口当たり各科の受診率がどれくらいという掛け率のデータにもとづき予想受診患者数が計算されている．エクセルの知識があれば，自分で大体の調査表を作ることも可能である（コンサルタント業者によって掛け率が全く異なるため，ほぼ机上の空論といっても良いかと考える）．むしろ，診療圏範囲（駅沿いなのか，幹線道路沿いなのかによって変わる）内にどれだけの人口があり，他に開業されている眼科が何件あるかが大事であると思う．自身が開業した後の状態で，眼科1件あたり1万人以上の診療圏人口がないと今後は厳しいのではないだろうか？　駅前の場合，たいていどの駅にもすでに1件は眼科クリニックがあるため，乗降客数が重要となる．人口データや，乗降客数はネットで調べることができる．また，必ず開業候補場所に出向いて，周りの雰囲気も確認するべきだろう．午前中と夕方では随分感じが違うこともあり，幹線道路沿いが開業地であれば，自身が患者になったつもりで周囲を車で確認することも必須である．

オペあり開業の場合，患者を紹介いただきやすい立地も重要となる．近隣の先生方の信頼を得ておくと，手術患者をご紹介いただくこともできるだろう．患者が来院しやすい場所，また，わかりやすい場所が良い．なお，入院手術を希望される患者も一定数おられるため，自院での日帰り手術を無理に薦めるよりは，紹介させていただく先生と仲良くしておくこと，できれば，自身が行って執刀できる病院があればなお良いと考える．開業後はそういった活動は難しいため，開業前からの努力も報われる．

オペあり開業での留意点

オペ開業の場合は，白内障手術は必須となる．ただ，オペ開業としての白内障手術はもう当たり前の時代のため，今後はプラスアルファ何かしらの専門性は必要であり，どの専門をおくかは，硝子体手術，緑内障手術，眼瞼手術，涙道手術に分かれると考えている．もちろんすべてを高い専門性を持ってできればベストだが，大学病院でもそうであるように，すべての専門外来・手術を一人でトップレベルでできる人はいない．田舎であればそこそこのレベルをすべて施行できるほうが地域医療の貢献につながるだろう．筆者のように比較的，大病院に紹介しやすい土地柄であれば，まずはどれか一つの専門を打ち出して計画を立てたほうが良いと考える．それに伴い，必要物品を算定する．他に負けない専門性がひとつでもあれば，患者をご紹介いただくこともできると考えている．白内障手術装置の選定は消耗物品にもかかわってくるため，早めに決めたほうが良いだろう．硝子体手術をするかしないかで，大きく予算が変わってくるので，それも前もって決める必要

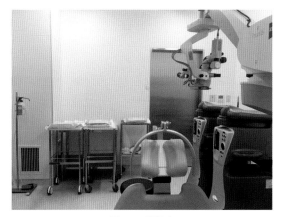

図 1．手術室
奥に自動ドアがあり，その向こうが手術準備室．
左下方に空気の吸い込み口がある（当院では 2 か
所に配置）．

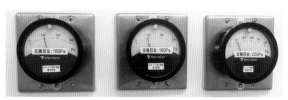

図 2．HEPA フィルターの交換目安確認
HEPA フィルターは交換時期が目に見えるものでは
ない．常に状態が確認できるよう，手術室内に配置
した．

がある．急がない手術機材は開業後，必要になっ
てから購入しても遅くはない．

　不可欠な手術機材，特に手術装置は絶対に故障
してはならない．しかし，機械はいつか潰れるも
の，しかもいつ潰れるかわからないものと認識す
る必要がある．筆者は手術当日に白内障手術装置
が動かなくなり，冷や汗をかいた経験がある．幸
い手術開始前であり，事なきを得たが，患者に大
変ご迷惑をおかけした．以来，バックアップ用に
もう 1 台購入し，2 台を隔週で使用することで，1
台が故障しても良いようにした．サージャンとし
て精神的にも安心である．

　オペ開業ではオペ室・オペ周りの設計も非常に
重要である．内装完成後でも機材はなんとでもな
るが，B 工事終了後からではそれらはどうにもな
らない（A 工事は建物の駆体や全体にかかわる工
事であり，B 工事はテナント主体だが，建物に影
響を与える工事，例えば給排水や空調設備等が挙
げられる）．オペ室ではクリーン度が最も重要な
点であることは承知の事実である．空気清浄機の
みでのオペ開業もありえるかもしれないが，天井
の HEPA フィルターによる換気は必須であり，日
帰り手術はドアの開け閉めも多いため，陽圧換気
も導入するほうが安心である（図 1，2）．当院は病
院施工を手がける大林組が設計・施工したため，
知らないうちに微差圧ダンパまでオペ室について
いたが，そのように施工してもらって良かったと

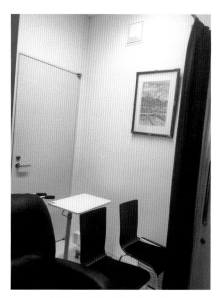

図 3．リカバリールーム
右側に手術室へのドアがある．上方の壁
に見える四角形が微差圧ダンパーとなる．

思っている．手術中は手術準備室で器具の洗浄や
出し入れ，リカバリールームからの人の出入りが
激しくなり，当院では手術準備室とリカバリー
ルームもオペ室と同様，クリーンエリアとしての
換気を行っている（図 3）．清潔度は見えない部分
だからこそ予算をかけて最大限の安心を得ること
が重要であると考える．滅菌器具の出し入れをす
る関係で，手術準備室・手術室間は，経費は上が
るが自動ドアが望ましい．

　手術準備室は広さに余裕があるほうが良い．た

とえば一日に白内障手術を8件行うとすると，オートクレーブで前日までにすべての機材をそろえると小物の金属類も含め8セットが必要となる．資金的に厳しいのであれば，高速滅菌をかけてセットを回すことになるが，手術中は流し台に1人立つとして，その背後も人が通れるよう設計しておくべきだろう．手術終了後は洗浄に加え，滅菌のためのパッキング，そして滅菌業務となる．オートクレーブの故障により次回手術まで滅菌が間に合わないといった事態になると大変であり，2台あったほうが安心である．その他消耗品もたくさん在庫を保管することになるため，最初から狭い手術準備室では使い勝手が悪くなる．

リカバリールームは基本的には手術前後のみ使用し，それ以外の時間帯は使わないことになる．そのようなデッドスペースを少なくするために，説明室として用いることもできると考える．また，当院では待合の横にリカバリールームを置くことで，手術をしない日は待合が混雑時にリカバリールームを予備の待合として用いることができるように設計した．狭いテナントでは使用しない空間・時間をできるだけなくすことが空間の有効活用につながると考えている．その意味でも当院では診察室に処置用顕微鏡・ベッドは設置せず，少し面倒だが顕微鏡が必要な処置はすべて手術室で行うようにしている．当院は60坪あるが，それでも手狭に感じる．テナントではなく，一戸建てであれば，余裕をもって設計できるだろう．

スタッフ計画

開業1か月前からはおそらくスタッフ研修を行うと思う．開業部門がある製薬会社は，無料でスタッフ募集での面接や研修を手伝ってくれる．検査の練習や，外来の人員や検査の流れ等もシミュレーションが必要であるが，さまざまな業者からボランティアで参加をお願いできるだろう．

開業前はオペ室や機材に関して，十分な知識のある先生は少ないと思われるため，手術室での勤務（できれば眼科）経験のある看護師や臨床工学士

が開院当初から一人は必要だろう．滅菌や，各種機材の管理・整頓等，信頼して任せることができる．オペ開業では消耗品等の定期的な発注・確認が膨大な量があり，院長がやり続けられるものではない．また，白内障手術では眼内レンズの度数決定が非常に重要であり，専属のスタッフにゆだねるべきだと考えている．

数人のスタッフが管理すると誰がどこまで責任を持つかあいまいになる可能性がある．当院ではひとりの視能訓練士（ORT）が眼内レンズ度数決定，発注，在庫確認を行っているが，クリニックレベルであればひとりで十分こなせる仕事量であると思う．さらに手術関係書類の管理や説明も専属のスタッフを配置するのが良い．手術に関しては，手術前後の細かい説明（点眼の種類や方法，生活で気をつける点等）や手術日の来院時間の電話等，さまざまな業務が必要となり，患者からは白内障手術後に眼鏡はどうするのかといった質問が多いため，それに的確に返答できるよう，当院では専属のORTが手術のしおりを渡しながら患者一人ずつに説明している．

外来検査に関して，信頼できるORTの存在は重要である．視力検査のみならず，今後も眼科機器は新規機種が増え，また，得られるデータも増えていくだろう．ORTがいないと，正確な外来検査は難しくなっていく．また，白内障手術後に眼鏡を作り変えることも多いため，遠近両用も含め，最適な眼鏡を処方できる体制は必須である．5m視力表は場所をとるため，テナントが狭いと導入は難しいが，1m視力表では視野欠損の強い方だと視力検査が困難となる．視野が悪い緑内障患者の視力検査では5m視力表は必須であり，検査室の設計時に5m視力表を導入するかしないかで大きくレイアウトが変わるため，設計段階で決めておく必要がある．

受付・会計の人員配置も非常に重要であり，一番患者が接する部分であるので接遇も大切となる．検査や診察で時間がかかるのは仕方がないとしても，受付業務や会計でお待たせすることを患

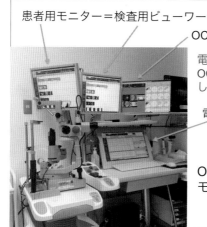

患者用モニター＝検査用ビューワー

OCTビューワー＆Hfa files®

電子カルテで患者を選ぶと
OCTビューワーとHfaが同期
して、患者データを示す

電子カルテ（NAVIS-CL®）

OCTビューワーは患者用
モニターに移動できる

図 4. 診察室のモニター
モニターが4台あり，それぞれ使い分けている．

者は納得してくれない．電子カルテによる精算は時間がかからず，導入するべきだろう．紙カルテの場合はその出し入れに人手が必要なうえ，紙カルテの保管スペースも必要になるため，電子カルテ端末と受付の人員を増やすことで，受付・会計の待ち時間が減り，待合室の混雑軽減につながる．開業当初は受付・会計は2人体制で始めれば良いが，予想外にさまざまな電話がかかってくるため，その対応にももう一人，当院では計3人配置し，受付・会計用の電子カルテ端末を3台置いている．

診察室に介助をつける場合，診察室に一人配置が必要になる．患者の呼び込みをすべて医師一人が行うのは無理がある．クラークをつけるのも診察に集中できる方法の一つである．しかし，結局は自分でカルテ入力を確認する必要があり，優秀なクラークを育てるのも大変なため，パソコン入力が得意な先生であれば，クラークは必要ないと筆者は考えている．また，当院では診察室にモニターが4台あり，1台は電子カルテ用，1台はOCT結果や画像の検査ビューワー，これと同期する患者用モニターが1台，さらにOCTビューワーと視野解析ソフト用に1台並べている（図4）．これで電子カルテ上にて患者を選べばOCT・視野が瞬時にモニターに映されることになる．いちいちIDを打ち込んでビューワーを開けたり，ウインドウをずらして検査結果を確認する手間が省ける．しかもOCTビューワーは患者用モニターに移動

させて見せることができるので，OCT機器端末と同じ操作を診察室で行いながら，患者に詳しく説明することが可能となる．ちなみにもう1台，院内の監視モニターを映すモニターがある．患者の混み具合を確認することができるため，外来の患者の流れもわかり，外来業務改善にも役に立つ．

新型コロナウイルス感染症対策について

本項は2020年7月に執筆したので，緊急事態宣言解除後，第2波への警戒中の時期である．緊急事態宣言中は当然外来患者も手術患者も減少した．白内障手術は患者の希望があれば延期し，緑内障手術に関しては緊急度によって対応した．それでも大学病院等の大病院の手術受け入れが困難になった分，当院へ紹介いただいた例もあり，それなりの件数の手術を行った．手術に関して問題だったのは，サージカルガウンやマスクの入手困難である．購入すべき時に必要な物が購入できないのは非常にストレスである．一部の粘弾性物質の生産中止も経験し，手術物品に関しては6か月分程度の備蓄を持つほうが安心と考えている．外来に関しては，各クリニックや地域によって対応は千差万別であろうが，この感染症が終息した後も基本的な備えは続行すべきと考える．緊急事態宣言中はスタッフ全員が白内障手術後の保護眼鏡をゴーグルとして使用していた．当院では受付の簡易シールドや，患者が接する所の定期的なアルコール消毒，スタッフ全員のマスク着用は続け

る．また，患者もほとんどの方がマスク着用のうえ来院されているが，マスクをお持ちでない方には自院で作成した簡易マスクをお渡ししている．緑内障は基本的には慢性疾患なので，受診する代わりに電話による処方箋発行にて対応できている患者はまず問題ないと思う．心配なのは，受診をスキップしたことで治療脱落してしまう緑内障患者であり，そういった患者を把握しフォローする必要があると考えている．

さいごに

眼科オペ開業をするとしても，白内障手術が少しできるくらいで開業しても多数のクリニックのなかに埋もれてしまうのではと考える．オペ開業による成功の必須条件として，①院長に専門性がある，②専門性がなくても地域で長年勤務してきた場所での開業，③良い立地条件（駅前，あるいはまわりにオペ開業の眼科がない）のいずれか一つは必要だろう．また，開業の当初は院長ひとりの腕にかかっているといっても過言ではない．もちろん検査・手術・受付それぞれに優秀なスタッフがいればそれにこしたことはないが，開業後しば

らくは院長の頑張り次第と考えている．院長以上に頑張れるスタッフはまずいないため，経理や事務，人事関係等すべてをこなさないといけない．特に人事関係は大変で，開業してバラ色の世界が待っていることはない．スタッフの決めごとや退職等，開業前に経験したことのない気苦労やストレスを乗り越えなくてはならない．筆者は手術が終わった後に，手術患者全員に電話で連絡しているが，これもなかなか大変である．しかし，患者が手術よりも電話を喜んでくれることもありやめられない．筆者は大学病院勤務時代より仕事量が2倍以上になった実感がある．モチベーションを保つ方法はいろいろあると思うが，オペ好きの先生であれば，最新の技術や知識獲得の向上心が常にあるだろう．筆者もその考えであり，学会には発表も含め積極的に参加し，緑内障学会の多施設研究の一翼にも参加させていただいている．眼科手術は院長の腕，スタッフの接遇力等が直接患者の満足度に影響し，患者の喜びにつながる．そういった意味でもオペ開業はやりがいがあり，毎日患者の笑顔がみられるクリニックを目指すことができると思う．

MB OCULI. No. 90：47－52, 2020

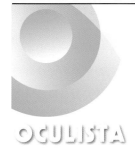

特集／眼科開業の New Vision―医療界の変化を見据えて―

Ⅱ．開業のバリエーション

2．地方での開業

開業のコンセプト
―non-surgical の場合―

高野章子*

Key Words： 地方都市(local city)，ノンサージカル(non-surgical)，医療連携(medical cooperation)，立地条件 (location conditions)，地域密着型(community-based)

Abstract：地方での開業を考えた場合，手術をするかしないかは，多いに悩むところである．手術をしないと決めた場合，他施設との連携が非常に重要なポイントになってくる．連携先までの時間的距離もさることながら，連携先との良好な関係作りも必要であろう．そのためにも，日頃，紹介先や地域の先生方と積極的に交流をはかることを心がけている．また，適切な時期に適切な施設へ紹介できるように，紹介先の情報と疾患に対する知識を常に更新するように気をつけている．地域のクリニックは，幅広い疾患に対応しつつ，一定レベルの専門的スキルも兼ね備える必要がある．地域密着型のクリニックとして，単なる医学的な対応だけでなく，疾患を生活の延長として捉えて患者と接していくことができればと思う．

はじめに

筆者が開業を決めたのは，出産後に仕事を再開してから3年が経とうとしていた頃だ．もともと，いずれは地域に根付いた開業医になろうと思っていたので，40歳という節目の年に開業するという目標を立て，開業準備を始めた．

その当時幼稚園児だった娘が若干体調を崩しがちだったこともあり，家事，育児，フルタイムの勤務医を続けながらの開業準備は難しいと考え，開業予定の1年前に勤務していた病院を退職させていただいた．人手不足にもかかわらず，退職を快諾してくださった病院関係の皆様にこの場を借りて感謝を述べたいと思う．

筆者の開業のコンセプトは，「受診しやすいクリニックであること」である．なるべくなら行きたくない場所である病院にやっとの思いで足を運

んできたのだから，嫌な思いをさせて帰すことだけは絶対に避けたいと思っている．そのために，ひとりひとりに寄り添った丁寧な診察や過度な緊張を感じさせないような雰囲気作りを心がけている．

Non-surgical という開業形態を選んだ時点で，治療を完結することができない疾患もあるということになる．他施設へ治療をお願いする立場として，幅広い疾患に対応し，適切な時期に適切な施設へ紹介ができるよう，情報収集および知識の会得に努めている．また，状態の落ち着いた方の引受先として，安心して紹介いただけるクリニックでありたいと思う．

開業準備

1．開業形態について―surgical or non-surgical―

この件については，最初から悩まず，non-surgical という方針だった．手術をする場合の設備投

* Shoko TAKANO，〒982-0036　仙台市太白区富沢南2-17-15　とみざわみなみ眼科クリニック，院長

資にかかる費用，人件費，そして技術的な問題，精神的な負担等を考え，non-surgical の形態を選択した．

自分の力量を冷静にみつめ，可能なこと，不可能なこと，すべきことすべきではないことを十分に考えた末の結論だった．

筆者が開業している宮城県仙台市は，地方とはいえ，東北大学病院をはじめとした大規模病院が通院可能な範囲に複数あり，手術をしているクリニックも多数存在する．そのような意味では，non-surgical という形態を比較的取りやすい環境といえる．

2．土地，建物について

土地，建物については，初期投資が比較的抑えられる建貸しの形態をとることにした．仕事とプライベートは分けたかったので，自己所有にするメリットを感じなかったということもある．

どの形態が良いかは，立地条件，推定来院患者数，自己資金等を考慮し，どのパターンが自分にベストであるか考えて決めるべきである．

大まかに分けると，以下のような3パターンになると思われる．

a）戸建て

メリット：建物のデザインの自由度が高い．自分の所有物となるので，売買も自由である．

デメリット：初期投資が高額で，返済負担が大きい．

b）建貸し

メリット：建物の自由度が高く，かつ初期投資が比較的少額で済む．

デメリット：一般的に家賃が高く，中途解約が困難で，長期的に割高である．

c）ビル診

メリット：初期投資が少額で，準備期間も短い．駅前等有利な立地を選ぶことができる．

デメリット：一般的に狭く，制約が多い．2階以上だと目立たないこともある．

開業時には開業支援のプロの方に相談することになると思うが，自分の理想のクリニックを実現

すべく，妥協せず，かつ無理のない範囲で選択してほしい．

もし可能なら，自分が引退する時のことも最初からある程度想像しておくのもおすすめである．特に経営者兼医者が自分一人だけであれば，なおさらである．開業する前から辞める時のことを考えるのもモチベーション的にどうかと思うが，人生何が起こるかわからない．その時に慌てないよう，スタッフや家族，患者の方々に迷惑がかからない形で，自分が納得できる終わり方ができれば最高である．

開業14年目に入った現在，幸せなことにまだ診察を継続できており，できればまだもう少しこのまま続けたいものである．

3．立地選定について

ご存知の通り，診療圏調査をするのが最初の一歩である．

筆者の場合，長年勤務していた病院があるわけでもなく，役職があったわけでもなかったので，ほぼ落下傘状態だった．そのため，自分の生活圏内を中心に調査を開始した．

調査および土地探しは，眼科医療機器メーカーの方にお願いした．

候補地は，当時一路線しかなかった仙台市営地下鉄南北線の南の終着駅周辺で，田畑が広がるのんびりとしたところだった．人口密度は低かったが，すぐ隣の駅が区の中心地で，区役所や大型ショッピングセンター等もあり，これから発展しそうな地域だったことが決め手のひとつだった．またそれに加えて，急激にではなくゆっくりと発展していきそうなところが，自分のペースに合っていると思えた．開業成功戦略とは真逆かもしれないが，ひっそりと開業して徐々に認知されていくほうが自分には理想であったので，まさにぴったりだった．

開業後10年経った頃には周辺にあった畑が次々に住宅地に変わり，その分若い世代が増え，小中学校も人数オーバーで小学校が新設されるという驚きの変貌ぶりである．開業当初は，地主の

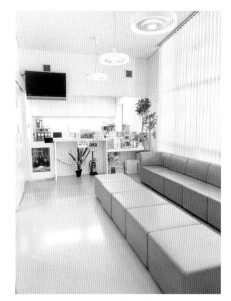

図 1. 待合室

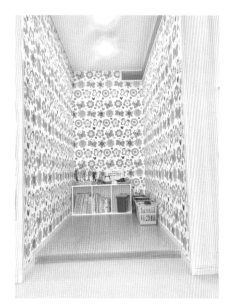

図 2. キッズルーム

方を中心とした集落がメインの土地だったため，田畑はそうそうなくならないだろうと思っていたのだが，思ったより早く開発が進んだようだ．

Non-surgical という形態のクリニックでは，若い世代の受診率も重要なポイントと考える．一般的に眼科というとご高齢の方の受診が多いというイメージがあるが，当院は新生児から90歳過ぎの方まで幅広い年齢層の方が万遍なく受診されている．時期，時間帯によっては，小児科？と思うような年齢構成だ．地域密着型のクリニックとしては，診療圏の住民構成に大いに左右されるので，自分の得意分野を活かしつつ，どの年齢層にも対応できるようにしていかなければと思っている．

診療圏の人口としては問題なく増加してきているのだが，残念ながら公共交通機関が追いついてこない．地下鉄は終点で今後延長されることはないと思われるうえ，路線バスは隣の駅を中心に運行されている．巡回バスのようなものはあるのだが，本数も少なく利用しづらい．当院受診者は，おのずと徒歩，自転車，自家用車での来院となる．残念ながら，車の運転をされないお年寄りの方にとっては，受診しづらい立地である．

立地選定は，やはり開業の成否を左右する重要な要因である．最近は理想的な開業立地に適当なスペースを確保することが難しくなってきている．これからの開業においては，不利な立地条件

を独自の診療活動によって補っていかなければならないと思われる．

4．設　計

土地を紹介していただいた不動産会社のご紹介で，設計会社と建設会社はすぐに決まった．

建物は賃貸ではあるが，設計はすべてこちらに任せていただけたので，決められた予算内ではあったが，自由にデザインすることができた．

駐車場は，運転に自信がない方でも入りやすくて停めやすいように，入り口を広く取り，できる限り1台のスペースを広くした．

内装は，女性医師であることもあり，ピンクを中心に全体的に柔らかい色合いにまとめた．待合室の窓を大きく取り，日光が入る明るい空間にした（図1）．また，小さなお子さん向けに，キッズルームを設けた（図2）．

土足にするかどうかは，脱ぎ履きに伴う混雑や靴の取り違えの問題，スリッパの衛生面の問題を総合的に考えて土足とした．土足にしたことで，車椅子の方もそのままスムーズに院内に入ることができ，バリアフリー化には役立っていると思う．清掃は毎朝業者の方にお願いし，雨の日等，汚れやすい時はスタッフがこまめに清掃している．

また，些細なことだが，患者の方々の目に触れずに診察室から院長室へ移動できると何かと便利である．

5．医療機器・設備

Non-surgical とはいえ，レーザー治療，霰粒腫摘出術のような小手術まではする予定であったので，そのための設備は準備した．

電子カルテについては，先輩の勧めもあり導入することにした．実は，ICT 関連はどうも苦手で二の足を踏んでいたところ，強く勧めていただいたおかげで，今は導入して本当に良かったと思っている．

医療分野の ICT 化は，1999 年に厚生省が許可したことにより始まったといえる．現在の電子カルテ普及率は，病床 400 床を超える大病院では85％程度だが，一般診療所では 40％程度で半数にも満たない[1]のが現状だ．眼科単独だとさらに少ないと思われる．

眼科は検査の種類も多く，画像データを扱う頻度が高い．また，眼底所見等，手書きする場合と同様の感覚で描けるシェーマ機能等，眼科独自の機能を持った電子カルテが必要になる．これから開業を考えている先生方で電子カルテ導入を躊躇される方は少ないと思うが，種々の電子カルテからご自分に合ったものを選んでいただければと思う．電子カルテの導入は，スペースの削減になるだけでなく，医院内でのデータのやり取りに無駄がなくなり，将来的に普及されるであろう病院間での情報交換にも役立つはずである．

6．スタッフの採用

スタッフの採用は，非常に気を遣うところである．

「受診しやすいクリニックであること」を目指すには，患者に接するスタッフの対応が重要になってくる．スタッフ一人ひとりの行動が医院の評価を左右すると言っても過言ではない．

自分の方針を実現するには，まずは方針を理解してもらわなければならない．そのために，常日頃，言葉と態度で地道にスタッフに伝えていくよう努めている．定期的に 1 対 1 で話をする機会を持てればなお良い．当院でも立ち上げ後しばらくは，月 1 回程度は行っていた．規模の大きい施設ではなかなか難しいと思われるが，可能な方法で試みていただきたい．

採用時の面接で，その人のすべてを理解することは無理である．試用期間を定めたとしても，簡単に解雇できるわけではない．採用後に育てるつもりくらいのほうが良いのかもしれない．最終的に目指すことは，上からいわれてやるのではなく，スタッフ一人ひとりが自分で考えて行動できるようにすることだ．そのためにも，自分がスタッフを理解し，お互いの信頼関係を築いていく努力が必要である．

開院してすぐは，即戦力がどうしても必要になるため，経験者，さらに可能であれば人間性および能力がすでにわかっている人を何人か配置できれば良いと思う．立ち上げは全員一丸となって同じ方向に向かわなければいけないので，自分のことを理解してくれているスタッフがいると心強い．

就業規則は，労働基準法によれば，常時 10 人以上の労働者を使用（雇用）する使用者は作成する義務があるとされている[2]．Non-surgical の場合，比較的少ない人数で開始することになるかもしれないが，たとえ労働基準法の義務にあたらなかったとしても最初から作成すべきである．基本的な取り決めに関して，スタッフとの間に疑問を生じることがないようにしておくと，不要なトラブルを避けることができる．

当院は全員が女性の職場である．自分が同じ女性として，結婚，家事，出産，育児，介護を経験しているので，そのことに伴うさまざまな困難に関してはできる限り配慮してあげたいと思っている．働き続けるモチベーションを保つには，働く環境も重要なポイントである．不公平感がでないように気をつけているつもりではあるが，筆者の心配をよそに，スタッフ間で自然に助け合いの精神が生まれていることはすばらしいと思う．

患者満足度アップの工夫

当院のような小さな規模のクリニックは，まずは患者の方々の信頼を得ることが大切である．

高名な医師がいるわけでもなく，特に専門とする分野がないとなると，どんな疾患に対しても丁寧に対応していくしかない．

まずは，受診しやすい雰囲気作りを一番に考えた．明るく柔らかい色調の内装を心がけ，子どもが怖がらずに来れるようにキッズルームを設置した．

診察は，正確な診断をすることは当然であるが，丁寧にお話を聞き，できる限り詳細に病状の説明をして，納得して帰っていただくことを目指した．開業当初，診察終了後に「良かった」「安心した」ということをいわれて帰られる方がいて，病気になって良かった？安心した？と不思議に思うことがあったが，原因とそれに対する対処法がわかると人は安心するものだとわかった．

ちょっとした会話もできる限りメモとして残しておいて，次回以降の診察に活かせるようにした．このような些細なことでも患者の方との距離を縮めることができると思う．なるべく何でも話せる雰囲気を作って，極力敷居の低い医者であるべく日々努力している．

とはいえ，限られた時間内では，医師だけですべてを行うのはどうしても難しく，スタッフの協力が必要である．診察がスムーズに流れるように，診察までの間になるべく詳しい情報を時間をかけてでも聞いてもらい，必要な検査をしっかり行ってもらうようにしている．先ほどのスタッフ採用のところでも述べたが，スタッフ一人ひとりが自分で考えて行動できるようにすることで，可能になってくることだと思う．

どのクリニックでもそうだと思うが，待ち時間の短縮は永遠の課題である．開業して数年は予約制を採用していたが，完全予約制ではなく，予約と予約外の患者が混在する状態だった．当院は，それがクレームのもとになってしまった．いくら予約の方が優先だとわかっていても，自分より後に来た人が先に呼ばれるのはやはり嫌なものだ．逆に予約なのに時間通りに呼ばれないとイライラする原因になる．さらに予約の問い合わせの電話にスタッフが一人取られてしまうこともあり，予約制をやめることにした．きっちり受付順にしたことでクレームはなくなり，少々待ち時間が長くても我慢していただけるようになった．特殊検査や小手術の方，どうしても次回診察を受けてもらいたい方のみ予約にしているが，ごく少数なのであまり影響がない．すべてのクリニックに当てはまるとは思わないが，自院にあった方法をみつけてほしい．また，良かれと思って開始したことが見当外れだった場合，思い切って方向転換することも大切なことである．

他施設とのネットワーク

Non-surgical を選択した時点で，他施設とのネットワークはとても重要なポイントになる．

筆者の場合は，比較的恵まれていると思われる．まず，必要となったら紹介できる病院やクリニックがたくさんある．地方といっても仙台市内なので，それほど患者の方々の負担にならない範囲で紹介可能だ．地方によっては，紹介先の病院に行くために何時間もかかるようなところもあるわけで，その場合は non-surgical を選択するのは難しいのではないかと思う．

患者の方々に安心して紹介先に行っていただくためには，紹介先の情報が非常に大切である．開業地の仙台市は，出身大学である東北大学があり医局も東北大学だったので，知り合いの先生が多く，顔のわかる先生へ紹介できるのでとても安心である．ただし，状況は変わっていくので，それに対応するために常にアンテナを張って新しい情報を得るように気をつけている．専門領域，手術待機期間，治療方針等，それぞれの病院やクリニックの特徴をふまえて，患者とよく相談し，最善と思われる施設へ紹介するようにしている．

もし，それまで接点のなかった場所で開業する場合は，地域の眼科医会の集まりや講演会への参加を通じて，知り合いの先生を増やすようにすると良いと思う．特に地方では，医学部のある大学がひとつしかないところも多いので，一度輪に

入ってしまえば大丈夫である.

さらにいえば, 眼科と同時に他科との連携も不可欠である. 地域の他科の先生方と顔見知りになるには, 医師会の集まりが便利である. 眼科には関係がないと思いがちだが, 有益な情報を得ることができるだけでなく, 自分のこと, 眼科のことを知ってもらう良い機会にもなるので, 積極的に参加するようにしている.

今後の展望

地域のクリニックは, 診療内容の幅広さと一定レベルの専門的スキルを兼ね備えている必要がある.

Non-surgical の場合, 手術を含め専門性の高い治療を必要とする疾患に関しては, 適切な施設へ適切な時期に紹介する必要が生じる. また, 紹介先での治療後は, その受け皿とならなくてはいけない. そのためには, 治療をお願いする施設とのより一層の連携強化をはかるとともに, 治療の進歩に遅れを取らないよう常に注意が必要である.

今後, 高齢者人口が増えることは明白である. 2019 年時点で, 高齢化率(65 歳以上の高齢者人口が総人口に対して占める割合)は 28.4%で過去最高[3], 2040 年には 35%を超えると見込まれている[4]. 当院のように現時点で若い世代が多い地域もいずれは高齢化する. それに伴い柔軟に対応していくことになるが, non-surgical の形態の場合, 先程述べた方針には, さほど変わるところはない

のではないかと思う. 高齢化に伴い, 慢性疾患の占める割合は増えると考えられる. 地域密着型のクリニックとしては, 慢性疾患に関して, 単なる医学的な対応だけではなく, 生活の延長と捉えて患者と接していくことができればと思う. そのためには, ロービジョンケアに関する情報や知識も必要になってくるだろう. さらに, 2025 年を目途に国が構築を目指している地域包括ケアシステムに対する眼科医としてのかかわり方も考えていかなければならないと思われる.

おわりに

今回, 思いもかけず, このような特集について執筆することになり, 自分が今までやってきたことについて振り返る時間を持つことができた. おかげで, このところの忙しさにかまけて開業当初の志をともすると忘れがちになっていたことに気付かされた. このよう機会を与えていただき感謝している. これからも, 地域に貢献できるよう努力したいと思う.

文　献

1) 厚生労働省:医療調査結果:電子カルテシステム等の普及状況の推移. 平成 29 年 10 月 1 日.
2) 労働基準法第 89 条, 90 条.
3) 総務省統計局:資料「人口統計」. (2019 年(令和元年)10 月 1 日現在)
4) 国立社会保障・人口問題研究所:日本の将来推計人口. 平成 29 年推計.

MB OCULI. No. 90：53-58, 2020

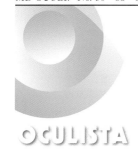

特集／眼科開業の New Vision―医療界の変化を見据えて―

Ⅱ. 開業のバリエーション

3. さまざまな開業のかたち

眼科医2人体制(夫婦)での開業

川井基史*

Key Words : 旭川(Asahikawa), 眼科医(ophthalmologist), 開業医(practitioner), クリニック経営(clinic management), 緑内障(glaucoma), 弱視斜視(strabismus and amblyopia)

Abstract : 当院は2018年5月1日に開院した北海道旭川市の眼科クリニックである. 眼科医2人体制(夫婦)での開業であり, 院長は医師24年目の筆者, 副院長は医師14年目の妻である. 開業プロセス(事業計画, 立地設定, 設計, 医療機器, 備品の選定, 広告戦略), 患者満足度アップの工夫, 他施設, 地域とのかかわり, 今後の展望について解説した. 特に夫婦共同での診療体制, それぞれの専門性を活かした取り組みについて紹介した. 院長は大学病院で受け持っていた緑内障専門外来を開業後も同レベルで実施しているが, クリニックでの緑内障手術は低侵襲なものに留め, 濾過手術が必要な患者は大学へ紹介している. 開業後は白内障手術で難症例には挑むことはなくなったが, 通常の白内障手術でも術後屈折誤差を減らすことを意識することで, 自身のモチベーションアップと患者満足度向上に繋げている. 妻は大学病院の弱視斜視専門外来と連携して診療や臨床研究を行っている. 眼科医2人体制での開業は待ち時間短縮や診療時間割を柔軟に設定できる点でメリットが多い.

当院について

当院は2018年5月1日に開院した北海道旭川市の眼科クリニックである. まだ新しく, 開業のかたちを語れるほどの経験も実績もないが, 今回このような執筆の機会をいただいたので当院について紹介させて頂きたい. 当院の存在する旭川市は人口およそ34万人の北海道北中部(道北地方)に位置し, 上川総合振興局に属する市である. 上川盆地に広がる市であり, 札幌市に次ぐ北海道第2位の人口を有する中核都市である. 札幌まではJRを利用して約1時間30分である. 当院はJR旭川駅から徒歩5分以内の市内中心部に位置し, 各種バスターミナルが近隣に存在することから, 旭川

市内のみならず近郊市町から来院する患者の割合が高いことが特徴である. そのため, 当院の診療圏は旭川市内のみならず, 留萌, 宗谷, 紋別, 北見方面にまたがり広い. 当院の現在のスタッフは院長の筆者と副院長の妻(図1), 看護師1名, 視能訓練士3名, 事務2名, パート3名の計11名である. 手術は白内障と緑内障を中心に実施している.

事業計画

開業の意思は勤務医時代のかなり早い時期から決めていたが, 本格的に考えたのは大学での研究が一段落した2016年で, その頃から開業候補地の選定を行っていた. 医局に開業の許可をもらい本格的な準備に入ったのは開業1年前である. 教授や他の医局員と揉めることなく円満に退職できたことは本当にありがたかったが, 眼科医としての

---

* Motofumi KAWAI, 〒070-0031 旭川市1条通6-78-1 クリスタルビル5F あさひかわ眼科クリニック, 院長

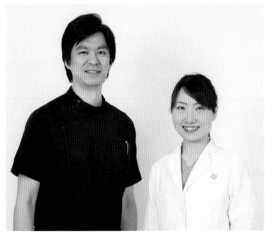

図 1. 筆者と副院長の妻
夫婦での開業はメリットが多いが，デメリットも．

第2ステージを準備するにあたり開業計画や経営，融資のこと等，本当に知識の乏しいなかでのスタートであった．クリニック開業の事業計画を立てることはもちろん初めてのことだったが開業コンサルタントに依頼していたので，定例会を開催しながら少しずつ準備を進めた．定例会は開業準備の初期では1〜2か月に一度であったが，開院が近づくにつれ頻度が高くなり，仕事や出張の合間に時間を作り開催した．夫婦での開業となるが，どちらも大学病院で専門外来を受け持っていたためこれまでの経験を生かし，開業後も得意分野は検査，治療の点でより専門的に行うことを目標とした（しかしながら最近は，開業医には専門性よりも地域医療への貢献として普通の診療を普通にすることのほうが求められているとも感じている）．

立地設定

北海道のさらに地方では眼科開業医が不在のエリアもあるため，複数の候補地が上がっていたが，長年大学病院で診療した患者を開業後も引き続き診たいという思いがあったことと，まだ幼い子ども達のいる家族を連れて開業のために住み慣れた土地や仲間と離れることができなかったため，地元で開業する意思を固めた．大学で診療していた患者は市内全域やその他の市町の遠方から通院している方も多かったので，さまざまなエリアから公共交通機関を利用して通院の便が良い市内中心部に開業地を決定した．しかしながら，市内中心部には眼科開業に十分な面積の土地はなく坪単価も高いため，家賃はかかるが開業コストが少なくて済むビル開業に開業スタイルを決めた．ビル開業で外来やコンタクトレンズを専門的に行うクリニックはすでに市内にいくつか存在するが，手術を実施しているのは市内では当院のみであり，同市での開業スタイルとしては珍しい形態である．地方のクリニックはほとんどが広い駐車場を有する戸建型スタイルであると思われるが，当院には専用駐車場がない．しかし幸いなことに市内中心部という立地上，「タイムズスクエア」と揶揄されるほどにコインパーキングに囲まれているエリアなので，専用駐車場がないことが集患に悪影響を及ぼしてはいないようである．開業して3年目を迎えているが，駐車場がないことによるクレームはない．逆に，高齢者の免許返納が推奨されている今般，バスやJRで通院できることをむしろ喜んで頂けていることが多い．免許返納を機に通院する眼科を当院に変更した患者もいる．北海道は冬季間の除雪が毎日欠かせないが，ビル開業ではその必要性がないのが嬉しい．

設計，医療機器，備品の設定，広告戦略

開業コンサルタントの勧めもあり，設計はクリニックを数多く手がけている札幌市の鉄川建築設計事務所に依頼した．ビルの1フロア150坪を活用したため，眼科クリニックとしては十分過ぎるほど各部屋にゆとりがある（図2〜4）．スタッフルームもしっかりと確保したため職員の不満は今のところない．現在は二診制であるが（将来患者が増えることを期待して）三診制まで対応できるように部屋を配置した．クリニックの手術室はスタッフの往来に苦慮するほど狭い印象があるが，当院の手術室は広めに設計されている．将来的に手術への設備投資の可能性もあるためであるが，そもそも筆者が狭い手術室が好きではないので，緊張感高まる手術室は広くてリラックスできる空

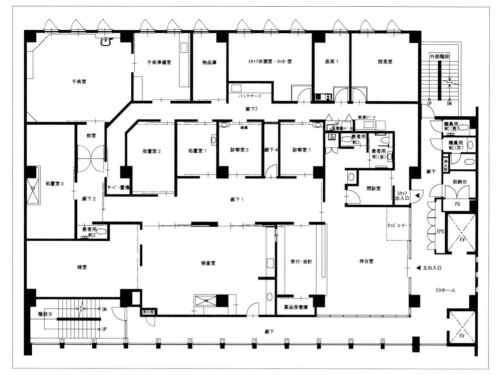

図 2. 当院の間取り図
主な部屋の面積(m²)：待合室 47.61，院長室 18.46，診察室 1 9.86，診察室 2 9.85，
スタッフルーム 19.80，手術準備室 12.89，手術室 35.58，暗室 28.52，検査室 44.83
（鉄川建築設計事務所　鉄川 大先生のご厚意により掲載）

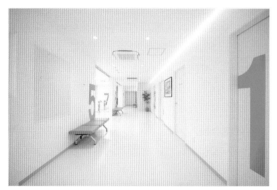

図 3. 待合室から見た検査室への廊下
長く真っ直ぐな廊下で最も気に入っているスペース．椅子を設置し中待合室としても使用している．

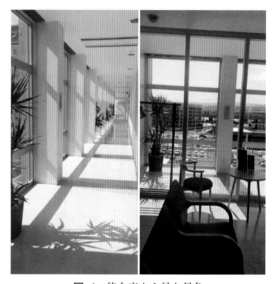

図 4. 待合室から見た景色
ビル開業のメリットの一つ．日当たりと景色が良好で外を眺めながら待ち時間を過ごす患者も多い．

間になるよう依頼した．

　医療機器や備品は眼科開業の際には最低限必要な「開業セット」なるものがあるようで，それを参考に決めたため特段目新しい医療機器や備品はない．特にこだわったわけではないが，検査室に十分な面積があったため5m視力検査表を設置した．これはクリニックでは珍しいといわれること

が多い．緑内障患者が増えると予想していたので視野検査ファイリングシステム（ビーライン社）を導入した．同社の電子カルテは緑内障診療に便利

なことで定評があるが，さらに使い勝手が良くなるようにカスタマイズも容易であり，電子カルテの選択に間違いはなかったと思う．開業後，高価な網膜光凝固装置は当院では出番が少ない．開業準備時は気持ちが盛り上がっていたため，機器，設備投資，広告費に投資し過ぎた感があるので反省している．開院してから約一年間は売り上げが少なく勤務医時代の貯金と借り入れした運転資金がたちまちにして減った（ほぼなくなった）．開業コストと開業初期の固定費は本当に可能な限り抑えておくべきであった．広告は野立て看板，インターネット広告，新聞や雑誌広告を利用した．開業初期における広告費の割合はどうしても高くなってしまう．当院では患者に来院理由のアンケート調査をしているが，当院を選んだ最も多い理由はインターネット広告であり，次に口コミ，雑誌広告であった．ビル開業には野立て看板の効果が低いのではないかと感じる．医療ビルとしてのビルの宣伝にはおそらく有効だが，クリニック単独の宣伝には向かないようだ．インターネット広告が最も有効であるので SEO（search engine optimization）対策に力を入れているが，エンジニアや業者に依頼するとかなり高額な出費になるので，独学である程度学び，初心者でも可能な SEO 対策は自分で行うようにしている．経営に至っては，「減価償却」「必要経費」「キャッシュフロー」「決算」「棚卸し」等，これまで勤務医時代に馴染みのなかった用語には徐々に慣れてきた．立地設定こそ自分で行ったが，事業計画，設計，医療機器，備品の選定，広告戦略は開業コンサルタントにほぼすべて丸投げであったため担当者はかなり苦労したと思う．

患者満足度アップの工夫，
他施設，地域とのかかわり

基本的なことであるが清潔で明るいクリニックであることを最重要視している．当院のスタッフは前職では各部門の主任クラスの人達を招集したので開院スタートから働きは良く，筆者や副院長が特に指導しなくても自らクリニックのため動いてくれている．患者満足度向上において筆者が最も気にしているのが待ち時間対策である．筆者は2人体制の最大のメリットは待ち時間が短縮されることにあるのではないかと思う．当院の電子カルテには患者の来院時刻はもちろん表示されるが，オーダー検査を実施してからの時間，すなわち患者が何もされずにいる時間も表示される．そしてそれが15分になると待ち時間が赤く表示されるので，待ちぼうけを食らっている患者に容易に気づくことができている．現在開院3年目で患者数もそれほど多くないせいもあるが，待ち時間に対する苦情は今のところない．待ち時間対策は外来だけではなく，手術待ちも可能な限り短期間で対応している．2人体制なので院長が手術に入っても外来を休診することなく進行できる．そのため平日は毎日手術枠を用意して，患者の都合に合わせることができるよう診療時間割を工夫している．当院は遠方からの手術希望患者が多いため，近隣のホテルと提携して宿泊料を抑えて泊まれるようにした．ロービジョン患者にはスタッフが付き添いで送迎することが好評である．

当院の入居する医療ビルには1階に薬局と画廊，2，3階に循環器内科と透析クリニック，4階に美容皮膚科，5階に当院，6階に歯科，7階にカフェが入居している．また，近隣には同じような医療ビルが複数あり，耳鼻科，皮膚科，心療内科，コンタクトレンズクリニック等が揃っている．お互いは医師会の班会議でたまに顔を合わせる程度であるが，患者のやりとりは日常的に行われており，眼科から他科への紹介もしやすい環境にある．地域には地元タウン情報誌に年に2回程度眼科に関する投稿を継続し，最近の話題を盛り込むようにしている．複数の学校医を兼任しているため学校検診の季節は忙しくなるが，2人体制なので学校検診のためにクリニックを休診にする必要がない．生徒の目についての質問が養護教諭の先生から月に一度送られてくるので，その都度回答している．

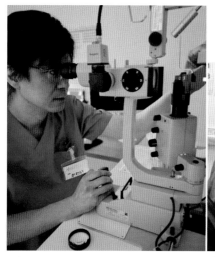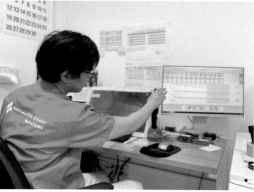

a | b

図 5. 緑内障専門外来を実施
a：眼圧は標準的にゴールドマン圧平眼圧計を用いて測定する.
b：視野管理ファイルを用いて経過を説明する.

夫婦共同での診療体制とそれぞれの
専門性を活かした取り組みについて

　午前中は毎日二診体制で，午後は一診体制で診療している．眼科医2人体制，特に夫婦での開業は1人体制と比較して院長にかかる負担が少ない．どちらかの体調が悪いときは診療を依頼でき，手術時や学校検診等への出向の際も休診にすることなく診療を継続できる．

　筆者がまだ専門医を取得前の時期，医局の人事でほぼ半年から1年ごとに複数の関連病院を転々とした際，大学病院とは異なり一般病院の外来には緑内障患者が非常に多いことに気づいた．医局の方針もあり先輩や後輩たちが網膜硝子体疾患への専門性を高めていくなかで，筆者は緑内障を専門に行うことに決めた．専門医取得後は大学へ戻り，正しい緑内障診断や治療の方法を身に付けるため，教室の許可を得て東京医科大学八王子医療センターと熊本大学眼科に国内留学を合計3年間経験させていただいた．大学では緑内障専門外来を担当し，21年間診療と研究，教育に打ち込んだ後，さまざまなタイミングが自然な形で重なり合い開業することになった．

　筆者は大学病院の緑内障患者の多くをそのままクリニックでも継続して診療している．幸いにもそれらの患者は開業初日から多く来院してくれ

た．手術を手がけた患者も多いので継続して術後経過を見守ることの責任が自分にはあると思う．
　そして，緑内障患者には同じ担当医に長く診て欲しいと希望する方も多いため，その期待に応えることができているのではないかと思う．開院後は口コミで緑内障患者が増え，今では外来の約7〜8割は緑内障患者で占められている．大学では緑内障診療のメインは手術であったが，開業後はそれが診断と初期治療に変わった．眼科検診で異常を指摘された患者が訪れるので，眼底写真やOCT所見をできるだけわかりやすく説明している．眼圧を丁寧に測定し，視野経過もファイリングシステムを用いて解説する(図5)．緑内障と診断されることは患者にとって精神的に辛いものであるから，その告知は患者の性格や様子をみながら慎重に行っている．緑内障手術は経験のある先生にはご理解いただけると思うが，正直なところ開業には向かないように思う．特に濾過手術は術後視力が下がることや特有の合併症があり，術後処置もレーザー切糸やブレブマッサージ等，術後状況変化に臨機応変に対応するために通院頻度も高く，やはり入院手術のほうが好ましいと思う．当院では濾過手術が必要と判断した時点で大学へ紹介するようにしている．過去に筆者が手術した患者の再手術については患者の希望もあり筆者がクリニックで執刀することもあるが，やはり術後の通

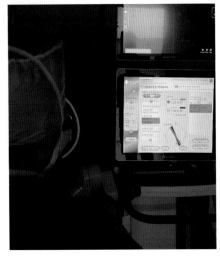

図 6. 新しいことにも挑戦
開業後は通常の白内障手術症例で術後屈折誤差を減らすことを新たな目標としている. モチベーションアップと患者満足度向上のために設備投資(ORA System® with VerifEye® Lynk, Alcon社)を行った.

院頻度が患者の負担になっているようである. 最近, マイクロフックや水晶体再建術併用眼内ドレーン(iStent®)挿入術等, 低侵襲緑内障手術が流行しているが, これは開業医でも取り組みやすい. 原則, 白内障手術と同時施行なので視力が上がると同時に眼圧が下降するので患者に非常に喜んでもらえる. 特に iStent® 手術は術翌日の所見が白内障手術単独手術と同レベルに綺麗であり術者も患者もストレスが少ない. 最近は当院での緑内障手術は iStent® 手術がメインとなっている.

開業後は多焦点眼内レンズ手術にも取り組んだ. 先進医療施設に認定されるまでに 1 年以上かかったが, 先進医療が終了する今年の 3 月までの 6 か月間は先進医療で手術を実施できた. 勤務医時代には白内障難症例に挑まざるをえない状況もあったが, 開業後の白内障手術は安全に実施できる症例に限るようにした. その代わり, 通常の白内障手術でも術後屈折誤差を減らすことを意識して手術し, 自己のモチベーションアップに繋げている(図 6).

副院長の妻は大学病院で弱視斜視外来を担当していた. 開業後も大学病院と連携しながら弱視斜視外来を継続している. 二児の母でもあり, 同年代のお子さんを連れてくる母親世代と気が合うようである. 当院の近郊には大型商業施設があり, 調節麻痺検査の際の時間つぶしに外出できるので開院前には想定しなかったことで評判が上がっている.

今後の展望について

開院して 3 年目であるので今はまだ経営が安定せず, 毎日の患者数の増減に一喜一憂している状態であるが, 諸先輩先生もいうように初めの 10 年は年々良くなることを期待している. 当院はまだ助走の段階であるので後半息切れしないようにペース配分に気をつけたいところであるが, 50 歳を目前にしてもまだ若気の至りなのか, やりたいこと, 欲しいものが次から次へと湧いてくる. 経営者として間違いのないようにもっと冷静に一つ一つ判断を下していきたいものである. 診療が終わって帰宅後もクリニックの経営にかかわることや, スタッフの問題等, 1 日のどのタイミングでもちょっとした時間に夫婦で話し合うことができるのは嬉しい. 夫婦で同じ診療科だと意見が合わず喧嘩になりがちとの話も耳にするが, 筆者たちは今のところ平穏な開業生活である. 夫婦での開業のデメリットとしては, クリニックがどうしても院長主体になってしまうので妻の医師としての出番が少ないことである. 経営と子育てが落ち着いたら夫婦別々の開業も考えてみようと思う.

超アトラス 眼瞼手術

―眼科・形成外科の考えるポイント―

好評につき増刷出来

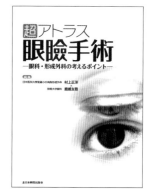

編 集　日本医科大学武蔵小杉病院形成外科　**村上正洋**
　　　　　群馬大学眼科　**鹿嶋友敬**

B5 判／オールカラー／ 258 頁／定価（本体価格 9,800 円＋税）
2014 年 10 月発行

アトラスを超える**超アトラス**！
眼瞼手術の基本・準備から，部位別・疾患別の術式までを
盛り込んだ充実の内容．
786枚の図を用いたビジュアル的な解説で，実際の手技が
イメージしやすく，眼形成初学者にも熟練者にも必ず役立
つ1冊です！

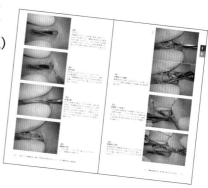

目 次

株式会社 全日本病院出版会
〒113-0033 東京都文京区本郷 3-16-4　Tel:03-5689-5989
www.zenniti.com　　　　　　　　　　Fax:03-5689-8030

MB OCULI. No. 90：60-67, 2020

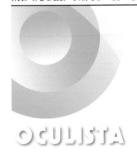

特集／眼科開業の New Vision─医療界の変化を見据えて─

Ⅱ．開業のバリエーション
3．さまざまな開業のかたち

眼科診療所(日帰り手術併設・都心部クリニックモール)に内科を併設した開業について

中島　剛*

Key Words：同日複数科受診(consultation for multiple departments)，開業コンサルタント(opening consultant)，グーグルアナリティクス(Google analytics)

Abstract：東京都品川区大井町で日帰り手術を行う眼科(医師1名)と一般内科(医師1名)をクリニックモール1階で2018年6月に開院した．他科を併設した眼科開業について記している資料が少ないなかで，実際に開業してみて経験したこと，保険の算定や患者の動向等を含めて記載した．すでに都心での診療所開設は，眼科，内科ともに競合が多く厳しいといわれるなか，さらに地縁のないいわゆる落下傘開業での日々を記していきたいと思う．

はじめに

筆者が内科を併設した眼科診療所を開業して1年半が経った(図1)．他科を併設した眼科診療所開設の体験を記していく．現在，医師2名(眼科1名，内科1名)，看護師常勤2名，視能訓練士常勤2名・パート1名，事務常勤2名・パート1名で運営している．

開業まで

1．開業までの経歴

眼科医である筆者は1997年に大学を卒業し，母校の眼科学教室に入局した．卒業後そのまま眼科へ入局し，研修医の3か月間大学救急部で研修した以外はすべて眼科臨床に携わってきた．21年間の医局所属のなかで，大学病院は研修医2年間と病棟チーフの1年，その後クリニックでの勤務医

1年間以外はすべて関連病院(17年)で働き，後半の10年は2つの関連病院で部長を経験し，それぞれの施設で硝子体手術を立ち上げた．手術は硝子体手術・白内障手術から眼瞼下垂，緑内障手術まで対応し，角膜移植・涙道手術はかかわっていない．開業を考えたとき，医師1人で行うより，特に手術時に筆者以外の医師がいたほうが何か助かると考え，内科医の妻の協力を得て2人での開業を決めた．ただこの時点では2人での開業(眼科と内科)のメリット・デメリットはわからず，また調べても書いてある本や資料が見当たらなかった．しかし，2科で行うとスタッフ・設備が共用でき経費が効率的で，漠然と眼科と内科は相性が良いとも考えていた．

2．場所の決定まで

a）1人で行動開始

2017年2月に開業を決意し，まずは新宿紀伊國屋書店に行き開業関連書籍を購入した(図2)[1~5]．また，関連病院の部長であったため，2017年3月に1年後の医局退局を申し出た．この時点では物

* Takeshi NAKAJIMA，〒140-0014　東京都品川区大井2-1-1　大井2丁目メディカルセンター1F　大井町なかじま眼科・内科，院長

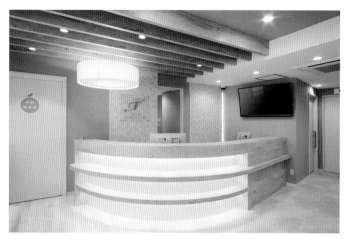

図 1. 院内受付

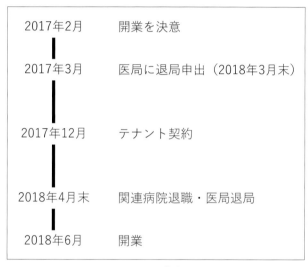

図 2. 開業まで

件は決まってなく，まず勤務先近くの台東区での開業を目指したが，上野は古くからある街で狭いビルが多く，手術併設クリニックに必要な50坪程度のテナントが少なかったり，こちらが良さそうと思ってもクリニック不可といわれたりと，まず物件探しの段階で行き詰まることになる．

一度，5月に台東区の勤務先徒歩圏の候補テナントが見つかった際，筆者1人で開業関連業者に囲まれて交渉することになった．初めの段階から各業者側のペースで進んでしまい，さらにその後オーナーから眼科は良いが内科が不可といわれた．このまま医師1人では自分主体で開業まで対応できないと考え，後輩から開業コンサルタント（中央区（株）グランデュール：有料）を急遽紹介していただき，その方と開業を進めることに方針転

換した．コンサルタントの助言のもと改めて台東区の物件をみると欠点もみえてきて，その物件をあきらめることにした．ちなみに今回内科が断られた経緯は風邪の患者が来ると他の一般テナントに感染のリスク等で迷惑がかかることだった．内科が不可のテナントはよくあるという．

b）コンサルタントと物件探し

コンサルタントに依頼してからは候補物件が多数検討できるようになったが，これという物件に遭遇せず半年が過ぎた．医局からも関連病院部長の人材が少ないため，開業が遅れるなら，退職予定の来年4月以降も残って良いといわれ，医局残留のお願いをして年末（決断後10か月）になった．そのなかで急遽12月の網膜硝子体学会中にキャンセル物件の連絡があった．幸い学会中であった

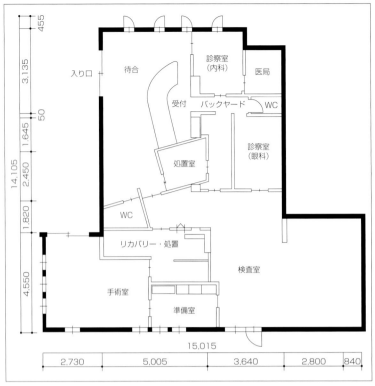

図 3. 見取り図

ので当日すぐ学会を抜け出し，現地を見に行った
のが今回開業した物件である．以前自宅を建てた
ときも土地は早い者勝ちで即決が大切なことを経
験していたため，大井町の場所をみて即決した．
建物完成まであと 3 か月だったので，12 月中に申
し込みから本契約まで済ませた．

3．開業にむけて

a）開業日

まずは開業日の決定であるが，スケルトン渡し
の物件のため内装工事期間から，開業日を 6 月（準
備期間 5 か月）と決め，4 月に病院退職とした．準
備期間は，平日夜と月 1～2 回有給休暇をとり，そ
の日に 6～8 件の業者面談のスケジュールをコン
サルタントに調整してもらい打ち合わせをこなし
ていった．

b）内装設計

45 坪のテナントでもともと小児科＋病児保育
室の開業予定で設計されていた物件のため，入口
（自動ドア）が 2 つあった．手術室併設眼科と内科
を収めるには狭く設計士を悩ませ，職員休憩室と
して向かいのワンルームアパートを借りることで

スペースを確保した．こちらの設計要望として，
仕事のときは夫婦のお互いの声がきこえないよう
に診察室を離してほしいことをお願いした．この
診察室を離して作るのは難題だったらしく，3 社
にお願いして図面におさまったのは 1 社（S プラ
ン，東京都板橋区）だけであった（図 3）．

c）資金計画

現在低金利であるので，銀行融資のみの資金計
画を立てることにした．眼科は機械が高額なため
融資額が大きくなり，2 行（群馬銀行と東和銀行）
の協調融資をお願いした．ただし断られた銀行が
複数あり，コンサルタントの交渉力なしには進め
られなかった．

d）従業員募集・面接

募集はとらばーゆで行った．新規クリニックで
あったため 70 名以上の応募があり，約 30 名の面
接を行い最終的に医療事務常勤 3 名，看護師常勤
1 名，視能訓練士 1 名を採用した．ただし医療事
務 1 名が勤務開始翌日から来なくなり，医療事務
は 2 名でスタートすることになった．

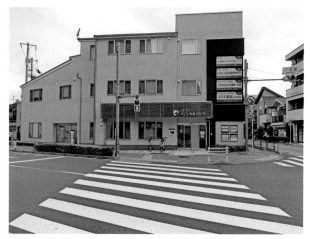

図 4. メディカルセンター外観

e）内覧会

クリニックモール合同で内覧会を 6 月 3 日の日曜日に行い，翌日（6 月 4 日）月曜日に開院した．見学者を 200 名ぐらいと予測してお茶を用意していたが，約 400 名が来てくださり，見学者が途切れることのない内覧会であった（図 4）．

f）開業初日を迎えて

内覧会翌日の初日，もともと地縁のないいわゆる落下傘開業のため何人来院してくれるか不安のなか，初日に眼科，内科合わせて 47 名を数えた．想定以上の来院で，慣れない筆者たち職員はあわてるばかりで，電話までは対応できず電子カルテの操作説明に待機していただいた方に電話当番をしていただく等，周りの方々に助けていただき初日を終えることができた．前勤務先が地域医療支援病院を目指して逆紹介を積極的に進めた時期だったため，勤務医時代の患者の転院を認めていただき，開院当初の来院患者につながった．

複数科での診療

1．眼科と内科の保険点数（眼科と内科はなぜ相性が良い？）

眼科の保険点数は，初再診料と検査料の積み増しだが，内科は初再診料と各種管理料である．外来管理加算，特定疾患療養管理料，特定疾患治療管理料，在宅自己注射指導管理料，特定疾患処方管理加算…初めて聞く言葉であり，眼科からする

といろいろな加算がついて内科は違うとの第一印象であった．ただし管理料・指導料はいろいろ制約があり，新規個別指導ではここを細かく指導された．たとえば外来管理加算は，眼科検査を行うと算定できない，つまり併科（眼科）受診時には算定できず，さらに詳細なカルテ記載を求められる．また，初診料・再診料は施設で判断するため，内科受診中の患者が，別日に眼科だけをはじめてかかったときは眼科初日なのに「再診」となり，さらに同日に内科と眼科をかかったら 2 科目は初・再診料が「半額」となる．そのうえ内科糖尿病管理中の患者が同日に糖尿病眼底検査で眼科受診したら同一疾患のために眼科では初再診料は算定できない．さらにアレルギー性鼻炎（内科）とアレルギー性結膜炎（眼科）は同一疾患と判断され，同日に両科かかっても，再診料は 1 つの科のみの算定になる．保険点数からみると眼科と内科の併設は，「1＋1＝2」にはならず，この点は患者の立場からみると，一度の来院でお得に眼科と内科が受診できることになる．

2．眼科と内科で開業してみての患者の流れ

手術併設眼科クリニック（コンタクトレンズ処方：1％）と一般内科の組合せで患者層は実際どうなったか．新しい世帯（子育て）の流入が多い地域なので，眼科は子ども（結膜炎から学童の視力検査）と高齢者（白内障）が多く，一般内科は中年になっている．内科では慢性疾患の高齢者にはすで

表 1. 来院理由

来院理由	2018 年	2019 年
家族・知人からの紹介	15%	18%
当院ホームページ・グーグル	15%	33%
新聞・チラシ	6%	1%
通りがかり	40%	32%
前勤務病院から転院	8%	1%
病院・診療所から紹介	2%	3%
その他	14%	12%

にかかりつけ医がいるため，風邪等の急性疾患が主体になっている．受付では，年齢層の上と下が眼科で中間が内科となっている．内科は開業時期が夏ということもあり，来院患者の立ち上がりが遅く開院直後は1日10人以下が続いた．今回の場所では，内科の競合が多く厳しい予測の通りであった．受診動機として，内科は家（職場）から近いが大多数である．自宅から近い理由で来院された内科患者（高齢者）は，眼科も転院してくる傾向がある．

当院にいずれかの科で来院すると眼科と内科があると認知してもらえるため，後日調子が悪くなったときに他方の科を受診してもらえるといった認知の広がりには効果がある．

3．眼科・内科（当院）と整形外科の相性

当院は医療モールの1階にあり，2階に整形外科がある．2階の整形外科は隣駅（JR西大井駅前）で盛業しているクリニックの分院で，同じコンサルのため開業時から懇意にさせていただいた．整形外科こそ地元の方が多数来院されているため，2階整形外科のついでに1階の当院（眼科・内科）を受診されることが多くあり，整形外科との相性はやはり良いと考えている．

4．眼科と内科の混雑時期のずれ

眼科は，春の花粉症，その後学校健診後の視力再検査ときてその後減っていくが，内科は秋のインフルエンザ予防接種から冬の風邪・インフルエンザ流行，そして春の花粉症とつながり夏は暇になっていく．混雑時期が重なってしまうとスタッフの人数調整が大変になるが，うまく来院患者のピークがずれて助かっている．

5．院内処方（眼科）と院外処方（内科）

院内処方は患者負担軽減（薬局での管理指導料等）と時間短縮（薬局での待ち時間）になるため，管理のしやすい眼科点眼薬を中心に院内処方としている．経営的な面ではコストを含め負担増だが，患者は院内処方を経験するとその後も院内処方を希望されることが多い．ただし，同日に院外処方と院内処方を行えないため，内科で院外処方となると眼科も院外処方になり，わざわざ眼科と内科の受診を分けて眼科を院内処方にする患者もいる．また，院内処方開始当初は後発品使用体制加算を算定していたが，新薬の舌下免疫療法とレバミピド（ムコスタ®）点眼薬（1本1単位）のため後発品比率が上がらず最近は算定できていない．

6．電子カルテ

筆者（眼科）が使い慣れていたnavis（ニデック社）を採用した．眼科としては実績があるだけに使いやすいが，内科としての作りこみに苦労した．採血データの取り込める業者と契約したが，毎日の取り込み操作の作業工程が多い，心電図を見るには別アプリケーションを立ち上げる等，複雑な操作が多くなっている．

最近はコストが安い点からクラウド型の電子カルテが広まっているが，当院ではサーバー型で助かった次のような経験をした．

2019年秋，台風19号が東京に強襲し台風通過後にクリニックにいくとインターネットと電話が接続通話できなくなった．NTTコミュニケーションズの訪問点検は台風後で混雑しており通常順番だと1週間後だった．診療所のため別枠で翌日来ていただけて，原因は建物外の電柱での光ファイバーの切断であった．午後には復旧したが，診療日（手術日）の午前中はインターネットおよび電話（ひかり電話）が通じなかった．当院はサーバー型で良かったがクラウド型では診療ができなかったと思われる．

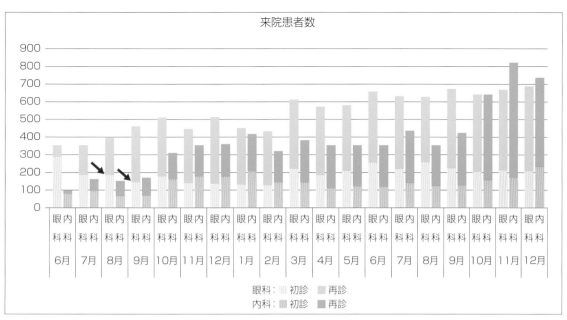

図 5. 来院患者数

広告戦略

1. 広告媒体と来院理由

　当院は，インターネット・ホームページ以外の広告は行っていない．駅の看板・電柱・電話帳等には広告せず，インターネットと口コミだけとしている．大井町駅には，当院を含め眼科医院が6件あり，街中に眼科の広告が隙間なくあるため，広告効果を出すためには規模が必要で費用がかさむと考えインターネットのみとした．実際の来院理由は表1となる．複数科ならではの特徴はなく，当初は開院案内のチラシと通りがかりで認識して徐々にインターネット，口コミに移行しており，一般にいわれている傾向変化そのままであった．

2. インターネットのみでの失敗

　広告方法をインターネット1つにしぼっていたため次のような経験をした．

「最近初診患者が来ない気がする！」

　開院2か月が過ぎ，前勤務先からの来院患者が落ち着くとともに，「大井町(地名)＋眼科」で検索1ページ目に上がってきて地元の初診患者の比率が増えてきた．検索ページで上位にくると，開院時間すぐの時間(午前9時台)は，急性疾患(ものもらい・結膜炎・コンタクトトラブル等)がフリーで

数名来院するようになるが，その開院時間直後のフリー患者が8月後半からぱたりと来なくなった．なぜ？と考えをめぐらしインターネットを検索してみると，当院のホームページが検索しても全く表示されなくなっていた．ホームページ業者に問い合わせると，グーグルのアルゴニズムが変更になり，当院ホームページがおそらくペナルティに該当することがあり検索圏外になっているとのことだった．今から対策しても上がってくるまで数か月かかるとのことで，この時は業者に任せっきりで，専門用語がわからず，ただ業者の指示を受け入れるしかなかった．そのため，グーグルアナリティクス・グーグルマイビジネス等，本を読むところから勉強をしたところ，業者も経験が浅く知識が薄いことがわかった．しばらく検索順位チェッカーを毎日自分で行って，結果を確認し，残念ながらなかなか対策効果がでないことから，最終的に業者を変更した(コスト負担あり)．実際に2018年9月は初診数が減少し(図5)，経営的に影響を受けたが，いまは検索上位と口コミがあるため，インターネット有料広告をしぼる方向にしてどの項目を残したときどう反応するかを実証している．

表 2. 手術患者. 白内障手術：単焦点（件数）

	2018 年	2019 年
品川区　徒歩圏	56	116
品川区　上記以外	18	28
東京 23 区	24	27
それ以外	6	12

眼科手術

1．都心での眼科日帰り手術

大井町駅周囲には，すでに眼科クリニックが 5 件あり，そのなかで日帰り白内障手術を行っている施設が 2 施設あった．一方地域の基幹病院であった東芝病院が身売りのため開業の 2 か月前に閉院し眼科手術は行わなくなった．手術患者の来院は，一般診療よりもインターネットでは受診に結びつかず，動機は手術を受けられた患者の口コミ（知り合いの紹介）と医師からの紹介である．勤務医時代に紹介していただいた先生から，開業後も紹介していただけるのは本当に助かっている．一方近くの眼科クリニックからの紹介はやはり少なく，少し離れたところの眼科クリニックからの紹介（術後早めの返送）で成り立っている．やはり電車に乗る必要がある等，少し離れたところのほうが返送しやすい．患者ももどりやすいこともあり，診・診連携が取りやすい．表 2 に白内障手術患者の住所分布を示す．手術内容で判断されるよりは，やはり「近い」が多くなっている．また，近隣大学病院・クリニックでは手術待ちが数か月と長くなるため，1 か月以内でできる当院（まだ混んでいない）に早めの手術希望の方を紹介いただいており，今後も手術予約 1 か月以内を維持していきたいと考えている．

2．日帰り硝子体手術

緊急網膜剝離手術のときに，自院外来日帰り手術になると病院時代と比べると事務作業が激減した．中央手術室との交渉，入院ベッド交渉がなくなり，手術説明後に外来終了時間まで待ってもらいすぐ手術できる．黄斑剝離の時間を短くできるのは，クリニックならではのメリットと感じている．また，病院での緊急手術の場合，入院が個室になることが多く，先日も個室料（1 日 2 万円）が負担できないので当院での日帰り手術を希望されたことがあった（当院での費用は高額療養費範囲）．

クリニック開業は，会社の起業と同じ 総務・人事が必要

開業して半年が過ぎ，来院患者が増えるとスタッフの増員が必要になる．開業時はコンサル同席で面接し，人事手続きについては社会保険労務士に依頼して済ましたが，開業後の増員の面接は自分で行い採用条件を詰める必要があり，社会保険の知識を中小企業向けの人事の本で勉強した．採用の面接で，一般的な労務知識がないと転職経験者に信頼してもらえず採用につながらない．常勤が 5 名になると社会保険の強制適応になるため，まだ診療が混んでおらず時間があったため，自力で労務知識を勉強しさまざまな手続きに挑戦した[6]．自分で年金事務所に行くと職員の方が丁寧に説明対応してくれ，社会保険に無事加入でき，36 協定の更新もできた．個人事業主はマイナンバーカードを用意すれば電子申請ができる．いまはインターネットを検索すると丁寧な説明ページがあるので，職員採用時の協会けんぽ・雇用保険加入，扶養家族の増減，賞与支払届，産休・育休に関連する年金事務所，雇用保険関連も電子申請で行っている．電子申請は慣れるまでは面倒だが，一度経験すると夜に申請でき日中に役所に行かなくて済むので大変便利である．忙しくなった将来も自分でやるか社会労務士に依頼するかは悩むところだが，任せる項目を知っているか知らないかで担当者の仕事ぶりを判断できるので知識は持っているべきと筆者は考えている．

今後の展望

　一般外来で患者待ち時間が増えるなかで，手術患者に対しての診察時間を確保していくかが当面の課題である．今後の選択肢を残すためしばらく手術疾患をしぼらずこのまま行っていきたいと考えている．先日の講演会によると都心眼科クリニックの売上は，地方眼科クリニックの半分とのデータもあり，都心での開業は伸びしろが厳しい．質と規模のバランスを考えながらチャレンジを続けていきたいと思う．開業を通して，改めて周りの沢山の人に支えてられて毎日仕事ができていると実感している．周囲の支えてくださる皆様に感謝しつつ，地域に役立つ診療を続けていきたい．

文　献

1）柴田雄一：“開業”プロフェッショナル．医学通信社，2016.
2）小松大介：診療所経営の教科書．日本医事新報社，2016.
3）高田一毅：改訂版クリニック開業読本．幻冬社，2016.
4）茨木　保：がんばれ！猫山先生．日本医事新報社，2008
　　Summary　マンガに出てきた場面に実際に遭遇する．
5）蓮池林太郎：患者に選ばれるクリニック．合同フォレスト，2017.
6）吉田秀子：社会保険と労働保険の届け出・手続きができる本．図書印刷，pp. 30-34，2019.
　　Summary　わかりやすく説明してあり実際に手続きができた．

全日本病院出版会のホームページに
"きっとみつかる特集コーナー"ができました‼

- ☺学会売上好評書籍のご案内や関連特集本コーナーで欲しい書籍が見つかりやすくなりました。
- ☺定期雑誌の最新号や、新刊書籍の情報をすばやくお届けします。
- ☺検索キーワードの入力でお探しの本がカンタンに見つかる、便利な「検索機能」付きです。
- ☺雑誌・書籍の目次、各論文のキーポイントも閲覧できます。

click

| 全日本病院出版会 | 検索 |

zenniti.com

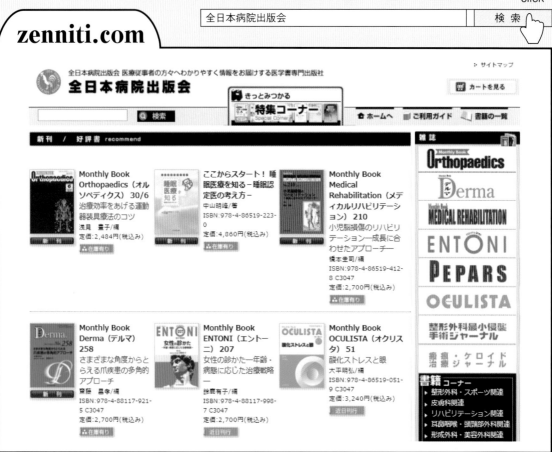

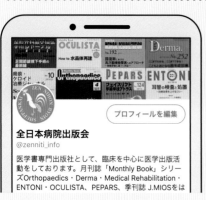

全日本病院出版会　公式 twitter
始めました！

弊社の書籍・雑誌の新刊情報、好評書のご案内を中心に、タイムリーな情報を発信いたします！
全日本病院出版会公式アカウント (**@zenniti_info**) をぜひご覧ください！

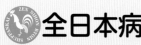 全日本病院出版会　〒113-0033 東京都文京区本郷 3-16-4　Tel:03-5689-5989
www.zenniti.com　　　　　　　　　　　　　　　　　　Fax:03-5689-8030

MB OCULI. No. 90：69－75, 2020

特集／眼科開業の New Vision―医療界の変化を見据えて―

III. 経営の実際

人事管理と人材活用

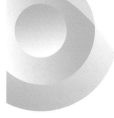

OCULISTA

浅見　浩*

Key Words： 試用期間(trial employment period)，1か月単位の変形労働時間制(flex time of the one month unit)，有給休暇の計画的付与(premeditated grant of the paid vacation)，賃金相場(wage market)，健康保険任意継続(health insurance option continuation)

Abstract： 眼科医院を開業するにあたり，人材の雇用は医療サービスの質や人件費の管理等において非常に重要な要素である．また，職員に雇用管理に対する疑義や不満が生じてしまうと健全な労使関係を構築することが難しくなり，医院運営において大きな問題，トラブルとなる可能性もある．

　そのため，職員の雇用については，眼科医院における一般的な水準，相場を踏まえつつ，かつ適法に労働条件を設定することが求められる．労働条件については，労働基準法等の法令によりさまざまな制限が科されているが，その範囲内においてなるべく医院運営にとって有利な方法を選択するという視点も必要である．

　職員の募集までにしっかりと労働条件を検討，決定し，採用した職員に対しては書面で明示，説明することで後から疑義が生じないようにすることが重要なポイントである．

はじめに

　眼科医院を開業するにあたり，職員の労働条件を適切に設定することが，その後の医院運営における健全な労使関係を構築する基礎となる．また，特に賃金の設定については，開業後の医院運営の利益を大きく左右する要因となるため，適切かつ適法に行うことが望ましい．

　職員を雇用するうえでの基本的な労働条件は，

・契約期間
・業務の内容
・労働時間(始業・終業の時刻，休憩時間)
・休日・休暇
・賃金(基本給，諸手当，締日・支払日)
・昇給・賞与・退職金

* Hiroshi ASAMI, 〒162-0833　東京都新宿区箪笥町13 グローバル新神楽坂 6F　浅見社会保険労務士法人，代表社員

・退職
・社会保険の適用

等がある．これらをどのように設定すれば良いか下記の通り解説する．

契約期間

　職員を雇用する契約期間は，大きく2つに分けて無期契約(期間の定めのない契約)と有期契約(期間の定めのある契約)がある．無期契約は，就業規則等で定める医院の定年年齢まで働くことのできる契約であり，一方有期契約は，労働契約で定めた期間について雇用する契約である．

　いずれの形態にも一長一短あるが，無期契約の場合は職員にとっては長い期間働けることを保証するものなので魅力的であるが，院長にとっては，もし医院に合わない人材の場合だったときに，なかなか辞めさせるのが難しいため，そのような観点ではリスクが高い契約形態であるといえ

る.

　逆に有期契約は，もし医院に合わない人材だったときに契約満了で退職させやすい形態であるが，職員にとっては次回の契約更新があるのかわからず不安定な雇用契約であると受け止められることもある.

　一般的に正職員は無期契約，パート職員は有期契約とすることが多いが，最初から無期契約にすると試用期間を設けていたとしても，人柄や能力を理由に解雇することは難しいのが実際のところである.

　そこで，職員採用時には正職員，パート職員のいずれも試用期間中は有期契約とし，本採用後は，正職員は無期契約，パート職員は無期契約か有期契約とすることをおすすめしている.

　雇用開始後の試用期間を有期契約としておけば，試用期間中の勤務態度や能力，勤怠状況等により医院の職員として相応しくないと判断すれば，試用期間満了をもって雇止めとすることが可能であり，無期契約の職員を解雇するよりリスクも低いためである.

　ただし，有期契約の職員を雇止めするには，あらかじめ契約更新の判断基準を書面で明示する必要があり，雇止め理由がその判断基準のどれかに当てはまっていなければ雇止め無効と判断される可能性もあるので，その点は注意が必要である（あらかじめ労働条件通知書や雇用契約書で契約更新の判断基準を示しておく必要がある）.

　また，契約期間には上記の通り試用期間を定めることが一般的であるが，試用期間は長ければ長いほど院長にとっては有利である一方，職員にとっては不利な条件である．したがって，試用期間を1年等のできるだけ長い期間で設定したいという院長のニーズもあるが，あまり長い試用期間を設定していると職員の採用に支障を及ぼす可能性がある．そこで試用期間の設定については，3〜6か月ほどの期間としていることが民間医療機関では一般的である.

　眼科医院の場合，試用期間を3か月に設定して，

その3か月間は有期契約として，その間に職員としての適性を見極めることをおすすめしている．もし最初の3か月間で適性が見極められなかった場合は，職員本人との協議によりもう3か月間試用期間を延長するような措置も可能だからである（この場合，あらかじめ就業規則等で試用期間を延長する可能性があることを明示しておく必要がある）.

業務の内容

　眼科医院における職員の業務については，患者の応対（受付等），医療事務，検査補助，手術介助，清掃等，多岐に及ぶものであるが，契約上，これらをあまり細かく設定すると逆に「この業務は契約にありませんので，私の仕事ではありません」等といわれてしまうことがある.

　そこで，契約上の業務の内容は，「職種毎の主な業務」と「院内清掃」「その他当院の指示する業務」くらいの設定とするほうが現実的である（たとえば事務職員であれば「医療事務，検査補助の業務，院内清掃，その他当院の指示する業務」のように）.

　ここで重要なのは，「その他当院の指示する業務」を必ず記載することである．特に視能訓練士や看護師等の資格職から「前の職場ではそのような業務を視能訓練士（看護師）はしていませんでした」等といわれることがあるため，医院からの指示があればどのような業務も行ってもらうことを明示しておくことは必須である.

労働時間（始業・終業の時刻，休憩時間）

　職員の労働時間の設定については，受付・診療時間から逆算して行う必要がある.

　受付・診療時間が9時00分開始であるところ，職員の始業時刻も9時00分としているような医院も散見されるが，患者の受付・診療が9時00分スタートであれば，職員の勤務はそれより前から始めるのが普通であるため，受付・診療開始前の時間は始業前残業とみなされる可能性が極めて高いといえる．そのため，このような勤務時間の設定

は職員の不満となりやすく，また未払残業代の請求というリスクを抱えながら運営することになりかねない．

そこで，職員の始業時刻については，受付・診療開始時刻より15分か30分ほど早めに設定することをおすすめしている．全員が30分前から揃っている必要がないような場合は，早番勤務を設定し，早番勤務者は終業時刻も30分早めたり，早番勤務は時間外勤務として残業代を支払うことでも良い．全員が30分前出勤だとその分人件費がかかることを考慮すれば，早番の設定も一考の価値があるといえるだろう．

終業時刻の設定も同様に，受付・診療終了時刻より遅めに設定する必要がある．どうしても診療が延びてしまうこともあり，会計で時間を要することもある．また，診療終了後に清掃をする場合は，清掃時間も考慮して終業時刻を設定する必要がある．

労働契約上の終業時刻後に勤務していると残業扱いになるため，なるべく残業が出ないように後述する法定労働時間の範囲内で長めの時刻を設定するのが良いだろう．ただし，所定終業時刻が遅い設定だと人材の採用に影響を及ぼすため，必要最小限の設定とする必要があり，受付・診療終了時刻の15分か30分後程度の設定とするのが良いと考える．

休憩時間については，労働基準法で1日6時間以内の勤務ではなしでも良く，1日6時間超の勤務の場合は45分以上，1日8時間超の勤務であれば60分以上与える必要がある．通常，午前，午後とも診療を行う日は間に昼休憩をはさむため，ここを職員の休憩時間とすることになるが，上記の始業，終業時刻の設定と同様に午前終了と午後開始の受付・診療時刻と同じ設定では残業の問題が発生するため，午前終了時刻よりも長めに設定し，午後開始時刻より早めに設定するのが良い．

たとえば，午前受付・診療終了時刻が13時00分であれば13時30分終業とし，午後受付・診療開始時刻が15時00分であれば14時45分始業と

するような設定である．このようにすると，休憩時間は13時30分〜14時45分の1時間15分の設定となる．

上記のように始業，終業時刻，休憩時間を設定することになるが，このように決定された所定労働時間については労働基準法で定める法定労働時間を原則超えることはできない．

法定労働時間は1日8時間，1週40時間（医療業の場合，職員10人未満であれば週44時間）と定められており，始業，終業時刻の間の時間から休憩時間を除いた所定労働時間がこの範囲内に収まる必要がある．

しかし，眼科医院の場合，平日は午前・午後診療でうち1日は休診日（平日は週4日診療），土曜日は午前のみ半日診療，日曜日・祝日休診とすることも多く，この場合，平日を1日8時間勤務にすると土曜日は半日のため，週40時間にも満たない所定労働時間となる．

また，近年開業する眼科医院は仕事帰りの患者をターゲットに受付・診療時間を長めにする傾向もあり，1日8時間では収まらないケースもある．

このような場合は，「1か月単位の変形労働時間制」を採用し，1日の勤務は8時間を超える設定として，週所定労働時間を40時間（職員数10人未満の場合は44時間）以内に収める方法もある．1か月単位の変形労働時間制とは，ある日やある週の勤務時間が法定労働時間を超えた設定になったとしても，1か月を平均して週40時間（職員数10人未満の場合は44時間）以内に収まっていれば法違反として取り扱わない制度である．

たとえば，平日は午前8時30分〜13時00分（4時間30分），午後14時45分〜19時00分（4時間15分）の合計8時間45分勤務とし（週4日で35時間00分），土曜日を午前8時30分〜13時30分（5時間00分）として，週合計40時間とするような設定である．

1か月単位の変形労働時間制を採用すれば，1日の所定労働時間は8時間を超えていても，週所定労働時間が40時間に収まっていれば適法の取扱

いとなる.

なお，1か月単位の変形労働時間制を採用するには，就業規則に定めるか労使協定を締結して労働基準監督署に届出る必要がある.

休日・休暇

労働基準法で休日は週1日もしくは4週に4日以上と定められている．そのため，最低週1日は休日を設定しなければならないが，週6日勤務とする場合は，週40時間（職員数10人未満の場合は44時間）の制限もあるため，出勤日のうち2日は半日勤務とする等の必要がある．したがって，週休1日の勤務体系とするには，休日1日の他に半日勤務日を2日設定するような方法が必要である（1日の勤務時間を6時間や7時間と設定すれば，フルタイム勤務で週6日勤務とすることも可能であるが，診療時間との見合いから，極めて特殊なケースであるといえるだろう）.

休診日を日曜日だけとして，月曜日から土曜日まで週6日診療日とするようなケースでは，上記のように平日1日と土曜日を半日診療とするような場合と，平日1日は交代で週休日を設定して日曜日と合わせて週休2日とするような方法も考えられる.

休暇については，年次有給休暇，夏季・年末年始休暇，慶弔休暇等を設定するケースが一般的である.

年次有給休暇は労働基準法で最低限の付与日数が定められているため，医院開業時には法定と同じ日数を付与する設定でも良いと考える．もちろん，法定以上の有給休暇日数を付与しても良いのであるが，少人数での運営を行う医院では，なかなか有給休暇をいつでも自由に取得できる環境づくりは難しいのが実態である.

有給休暇の利用については，原則1日単位とされているが，半日単位を認めることは差し支えないとされている．また，労使協定を締結すれば時間単位の有給休暇も認められているが，時間単位での使用は管理面で難しいため，時間単位年休を

採用している眼科医院はごく少数だろう.

したがって，現実的には1日もしくは半日単位の使用となるが，パート職員の場合は，午前・午後のみ半日勤務の者もいるため，半日単位は認めず1日単位のみとすることをおすすめしている．一方，正職員は午前・午後勤務の日が多く，有給休暇を1日単位でしか認めないと半日休めば良い日まで1日休みとなるような弊害も考えられることから，午前・午後1日勤務日は半日単位の取得を認めるのが良いと考える．ただし，土曜日を午前のみ半日診療とする場合は，土曜日は子供の行事等で休み希望が多く調整が難しいため，有給休暇を利用する場合は1日消化とすることでも良いのではと考える.

また，有給休暇については原則有給休暇の権利を持っている職員の希望する日を休ませることになるが，一方で「計画的付与制度」といい，院長が職員の有給休暇の日を指定して与えることも可能である．たとえば，学会出席等で臨時休診日となる日があらかじめわかっているときに，その日を有給休暇の計画的付与とすることができる.

有給休暇の計画的付与を行うときは，あらかじめ計画的付与とする日を定めた労使協定を取り交わすことが必要である（労働基準監督署への届出は不要）.

夏季・年末年始休暇は一般的に夏季8/13〜8/15の前後，年末年始12/31〜1/3の前後に設定することが多いが，法律上の規制はないため，医院独自の期間設定でも良いし，夏季・年末年始休暇を定めなくても良い.

しかし，多くの医院では夏季・年末年始休暇を設定しており，院長自身もこの時期は休みたいという事情もあり，やはりこれらの季節休暇は設定したほうが職員の確保という側面からも良いと考える.

夏季・年末年始休暇については，原則的な期間や日数を定めておき，年によってそれ以上の日数を休診とするような場合は，超過した日数を上述のように有給休暇の計画的付与として消化するこ

とも可能である.

慶弔休暇は,本人の結婚,配偶者の出産,親族の死亡時などに特別にお休みできる日として設定するが,多くの眼科医院のように比較的小規模な事業所の場合は,大規模事業所の設定よりも少なめの日数をおすすめしている.これは上述のように小規模事業所においては有給休暇を取りづらい体制であることが多く,規定の慶弔休暇日数で足りない場合は有給休暇を合わせて利用してもらいやすいためである.

賃金(基本給,諸手当,締日・支払日)

賃金は正職員の場合は一般的に月給制,パート職員は時給制で設定することが多い.

正職員の月給は基本給と諸手当から構成されるが,諸手当には資格手当,職務手当,皆勤手当等を設定することが多い.

基本給の設定は,月額賃金の合計額から諸手当を差し引いた額として決定するのが現実的である.医療機関における職種ごとの賃金相場は地域によっても異なっているため,賃金相場を探るには,開業地の近隣医院の求人をインターネットで検索する等して調べることが可能である.このようにして地域相場等から決定した賃金合計額から自院で設定する諸手当の金額を差し引いたものが基本給となる.

基本給については,諸手当を設定することなく月額の全額を基本給として設定することも可能であるが,賞与や退職金の算定を基本給を基準に行うことも多いことから,諸手当を設定して,なるべく基本給を小さめにすることも一般的には行われている.

パート職員の基本給は時給で設定されることが多いが,パート職員の時給が正職員の月給額の時給相当額を上回らないように配慮することも必要である.一般的に正職員のほうがパート職員よりも勤務(休みの取得等)の自由度が低く,責任も大きいため,パート職員のほうが優遇されていると正職員は不満に感じるものである.たとえば,正

職員の月給が25万円で月平均所定労働時間が160時間とすると,1時間当たりの単価は1,562.5円となるが,もしパート職員の時給が1,800円のような設定であると正職員は不満に思うため,このような逆転現象が起こらないような配慮が求められる.

資格手当は視能訓練士や看護師などの有資格者に対して規定の額を支給し,職務手当はレセプトや眼科医院においてはシュライバーの業務ができる等,特定の職員に限定した業務に対して支給したり,経験,訓練を要する業務を習得した者に対して支給しているケースが多い.

皆勤手当は,賃金計算期間中に遅刻,早退,欠勤がなかったときに満額支給する性質の手当で,遅刻,早退,欠勤を防ぐ効果があるといわれている.一方で,ハローワークで求人する場合等は,月給額の合計に加算することができず,見た目の賃金が低いように思われてしまうデメリットもある(たとえば,皆勤手当以外で20万円,皆勤手当1万円の合計21万円であっても,ハローワーク求人では皆勤手当を賃金合計額に含めないため20万円の求人として扱われる.もちろん,諸手当欄には皆勤手当が表示されるが,見た目の金額は少なく見えてしまう).

このため,最近は皆勤手当を設定しないケースも増えてきており,勤怠状況に関する評価は賞与に反映させる医院もある.

通勤手当は電車,バス等の公共交通機関を利用する者に実費を支給する場合は,非課税の取扱いとなる.通勤定期代には,1か月,3か月,6か月の区分があるが,期間の長い定期代のほうが割引率が高いため,正職員採用であれば6か月定期代を支給したほうが医院として経費を抑えることができる.もし6か月定期代を支給した職員が6か月定期の期間中に退職したときは,残りの期間分の定期代相当額を最後の給与で調整することも可能である.ただし,この計算が漏れてしまった場合,退職者から過払いの定期代を回収することは困難であるため,そのような事態を防ぐ意味で1

か月定期代を支給する選択肢もあるといえる.

　自動車やバイクでの通勤者に対しても通勤手当を支給することは可能であり，所得税法で定められた通勤距離に応じた限度額の範囲内であれば非課税の取扱いとされる．自動車，バイク通勤に対する通勤手当は通勤距離×単価で定められることが多く，一般的に自動車通勤は通勤距離1 kmあたり10〜20円程度，バイクは5〜10円程度で設定される（たとえば，ガソリン1 l で10 km走る自動車で通勤するものとして，ガソリン代が1 l 150円であれば，通勤距離1 kmあたり15円の支給と計算される）.

　通常は徒歩あるいは自転車で通勤する者で，雨の日だけ電車，バスを利用するような場合は，電車，バスを利用した日だけ往復交通費を通勤手当として支給しても特に問題はない.

　賃金の締日，支払日は，一般的には15日締め，当月25日払いのような設定が多いが，締日から支払日までの期間が短いと給与計算の事務に負担がかかるため，末日締め，翌月25日払いくらいの余裕を持った設定のほうが事務面での負担は少ない．当方で開業の支援を行った眼科医院でも末日締め，翌月25日払いをおすすめして，採用しているケースも多いが，それによって職員から苦情が出たことはなかった.

昇給・賞与・退職金

　昇給は年1回，賞与は年2回（夏季・冬季）の設定とすることが多いが，これらは法律上の規制はなく，設定がなくても法的な問題はないが，やはり職員の確保が難しくなるため，一般的に正職員については，昇給，賞与ありとしているケースが多い.

　昇給は，毎年定期に行う場合が多いが，昇給月はなるべく7月や8月等，6月より後の時期にすることをおすすめしている．これは，社会保険料（健康保険料，厚生年金保険料）が毎年4〜6月に支払われた賃金の合計額からその年の9月以降分が算定されるため，4月昇給にすると社会保険料が

高くなる可能性があるからである．昇給の対象者は，入職してすぐの者は対象とせず，勤続6か月以上のような制限をつけることも可能である.

　賞与も入職してすぐの者には支給せず，昇給と同様に勤続6か月以上の者を対象とする等の制限をつけても良い．賞与の支給額については，使用者の裁量が広く認められているところであるため，基本給の○か月分などとは明示せず「業績や本人の勤務成績等を勘案して都度院長が定めた額を支給する」ような方法でも良い（逆に「基本給の○か月分を支給する」とすると，これを支払わなかったとき契約違反となる可能性が高い）.

　退職金は，開業当初では設定していないケースが多い．しかし，退職金はなし，としか規定しないと職員の長期勤続に対するモチベーションが下がる可能性があるため，「在職中の貢献度等を勘案して退職金を支給することがある」のような規定とすることをおすすめしている．3年か5年くらい勤続した職員に対しては退職金を支給しても良いと考えるのであれば，「退職金は勤続5年以上の者に支給する．支給額は在職中の貢献度や勤続年数等を勘案して院長が決定する」のような規定でも良いだろう.

退　職

　労働契約の締結に際しては，退職（解雇の事由を含む）の規定を明示することとされている．これは定年年齢や解雇事由等を指しているものであるが，現在の法律では，定年年齢を定めるときは60歳以上とすることとされ，65歳未満の定年を定める場合は，65歳までの継続雇用制度を設けることとされている.

　したがって，定年を60歳と定める場合は，職員が希望する場合は65歳までの継続雇用（再雇用等）をすると定める必要がある．定年を65歳以上とする場合は，定年後の継続雇用は使用者側が任意に定めることができる.

　解雇事由については，一般的な規定の他に医院の場合は，他の職員との協調性や教育・訓練を

行っても必要な技術・能力が身につかないと判断されたとき，患者等の個人情報を漏洩したとき，あるいは漏洩しようとしたとき，等の規定を加えておくと良いだろう．

　なお，これらの解雇事由を定めていても，実際に解雇するには客観的にこれらの事実を証明しなければならないため，繰り返しの口頭注意や書面による注意・指導が必要とされるので注意が必要である．

社会保険の適用

　社会保険（健康保険・厚生年金）の適用については，個人事業でも加入対象者が5人以上の場合は強制適用となり，最初から加入の義務がある．

　一方で，個人事業で加入対象者が5人未満の場合は，強制適用事業所ではないため，社会保険の加入は任意とされている．

　しかし，近年では求人において社会保険の適用がないと敬遠される傾向があるため，新規開業時から社会保険適用とするケースも多い．

　加入する保険であるが，院長が医師会会員で医師国保に加入する場合は，職員も医師国保とすることができる．しかし，医師国保は国民健康保険のため，協会けんぽに比較すると傷病手当金，出産手当金等の給付面が手厚くなかったり，自家診療ができない等のデメリットがあることから，職員からは敬遠される傾向にある．

　そのため，院長は医師国保で職員は協会けんぽ＋厚生年金とするケースも多く，協会けんぽのほうが職員の採用にも有利であるといえる．

　なお，院長の社会保険は，医師会に加入すれば医師国保が市町村国保に比べて保険料が有利であることが多いが，開業前に勤め先の社会保険に加入していれば，健康保険を任意継続することも可能である．

　任意継続の保険料は健保組合によって異なるが，一般的には医師国保や市町村国保の保険料より有利である場合が多いため，開業前に勤務先の健康保険に加入している場合は，あらかじめ勤務先に任意継続したときの保険料等を確認しておくと良いだろう．

　以上のように検討して決定した労働条件を就業規則や労働条件通知書（雇用契約書）に明記して，開業前の入職オリエンテーションの場でしっかりとお伝えし，後々これらについての疑義が出てトラブルにならないよう対策することが，その後の医院運営における健全な労使関係の基礎となるのである．

FAXによる注文・住所変更届け

改定：2015年1月

　毎度ご購読いただきましてありがとうございます．

　読者の皆様方に小社の本をより確実にお届けさせていただくために，FAXでのご注文・住所変更届けを受けつけております．この機会に是非ご利用ください．

◇ご利用方法

　FAX専用注文書・住所変更届けは，そのまま切り離してFAX用紙としてご利用ください．また，注文の場合手続き終了後，ご購入商品と郵便振替用紙を同封してお送りいたします．**代金が5,000円をこえる場合，代金引換便とさせて頂きます．**その他，申し込み・変更届けの方法は電話，郵便はがきも同様です．

◇代金引換について

　本の代金が5,000円をこえる場合，代金引換とさせて頂きます．配達員が商品をお届けした際に，現金またはクレジットカード・デビットカードにて代金を配達員にお支払い下さい(本の代金＋消費税＋送料)．(※年間定期購読と同時に5,000円をこえるご注文を頂いた場合は代金引換とはなりません．郵便振替用紙を同封して発送いたします．代金後払いという形になります．送料は定期購読を含むご注文の場合は頂きません)

◇年間定期購読のお申し込みについて

　年間定期購読は，1年分を前金で頂いておりますため，代金引換とはなりません．郵便振替用紙を本と同封または別送いたします．送料無料，また何月号からでもお申込み頂けます．

　毎年末，次年度定期購読のご案内をお送りいたしますので，定期購読更新のお手間が非常に少なく済みます．

◇住所変更届けについて

　年間購読をお申し込みされております方は，その期間中お届け先が変更します際，必ずご連絡下さいますようよろしくお願い致します．

◇取消，変更について

　取消，変更につきましては，お早めにFAX，お電話でお知らせ下さい．

　返品は，原則として受けつけておりませんが，返品の場合の郵送料はお客様負担とさせていただきます．その際は必ず小社へご連絡ください．

◇ご送本について

　ご送本につきましては，ご注文がありましてから約1週間前後とみていただきたいと思います．お急ぎの方は，ご注文の際にその旨をご記入ください．至急送らせていただきます．2～3日でお手元に届くように手配いたします．

◇個人情報の利用目的

　お客様から収集させていただいた個人情報，ご注文情報は本サービスを提供する目的(本の発送，ご注文内容の確認，問い合わせに対しての回答等)以外には利用することはございません．

　その他，ご不明な点は小社までご連絡ください．

株式会社　全日本病院出版会　〒113-0033 東京都文京区本郷 3-16-4-7 F
電話 03(5689)5989　FAX03(5689)8030　郵便振替口座 00160-9-58753

FAX 専用注文書

年　　月　　日

○印	MB　OCULISTA 5周年記念書籍	定価(税込)	冊数
	すぐに役立つ眼科日常診療のポイント―私はこうしている―	10,450 円	

(本書籍は定期購読には含まれておりません)

○印	MB　OCULISTA	定価(税込)	冊数
	2020 年 1 月〜12 月定期購読(No. 82〜93：計 12 冊)(送料弊社負担)	41,800 円	
	No. 89　眼科不定愁訴と疾患症候のギャップを埋める	3,300 円	
	No. 88　スマホと眼 Pros & Cons	3,300 円	
	No. 87　ここまでできる緑内障診療	3,300 円	
	No. 86　眼科におけるリスクマネジメントのポイント	3,300 円	
	No. 85　よくわかる屈折矯正手術	3,300 円	
	No. 84　眼科鑑別診断の勘どころ　増大号	5,500 円	
	No. 83　知らずにすまない神経眼科疾患！	3,300 円	
	No. 82　眼科手術の適応を考える	3,300 円	
	No. 72　Brush up 眼感染症―診断と治療の温故知新―　増大号	5,500 円	
	No. 60　進化する OCT 活用術―基礎から最新まで―　増大号	5,500 円	
	No. 48　眼科における薬物療法パーフェクトガイド　増大号	5,500 円	
	その他号数（号数と冊数をご記入ください） No.		

○印	書籍・雑誌名	定価(税込)	冊数
	ストレスチェック時代の睡眠・生活リズム改善実践マニュアル	3,630 円	
	美容外科手術―合併症と対策―	22,000 円	
	ここからスタート！眼形成手術の基本手技	8,250 円	
	超アトラス 眼瞼手術―眼科・形成外科の考えるポイント―	10,780 円	
	PEPARS No. 87 眼瞼の美容外科 手術手技アトラス　増大号	5,500 円	
	PEPARS No. 147 美容医療の安全管理とトラブルシューティング　増大号	5,720 円	

お名前	フリガナ　　　　　　　　　　　　　　　　　　　　㊞	診療科
ご送付先	〒　　　− □自宅　　□お勤め先	
電話番号		□自宅　　□お勤め先

雑誌・書籍の申し込み合計
5,000 円以上のご注文
は代金引換発送になります

―お問い合わせ先―
㈱全日本病院出版会営業部
電話 03(5689)5989

FAX 03(5689)8030

年　　月　　日

住所変更届け

お名前	フリガナ	
お客様番号		毎回お送りしています封筒のお名前の右上に印字されております8ケタの番号をご記入下さい。
新お届け先	〒　　　　　　都道 　　　　　　　府県	
新電話番号	（　　　　　）	
変更日付	年　　月　　日より	月号より
旧お届け先	〒	

※ 年間購読を注文されております雑誌・書籍名に✓を付けて下さい。

- ☐ Monthly Book Orthopaedics（月刊誌）
- ☐ Monthly Book Derma.（月刊誌）
- ☐ 整形外科最小侵襲手術ジャーナル（季刊誌）
- ☐ Monthly Book Medical Rehabilitation（月刊誌）
- ☐ Monthly Book ENTONI（月刊誌）
- ☐ PEPARS（月刊誌）
- ☐ Monthly Book OCULISTA（月刊誌）

Monthly Book OCULISTA バックナンバー一覧

2020.8. 現在

通常号 3,000 円＋税　　増大号 5,000 円＋税

No. 9 以前のバックナンバー，各目次等の詳しい内容はホームページ (www.zenniti.com) をご覧ください．

掲載広告一覧

ニデック　　　　　　　　　表 2
ノバルティス ファーマ　　　前付 1

編集主幹：村上　晶　順天堂大学教授
　　　　　高橋　浩　日本医科大学教授

No. 90　編集企画：
上田俊介　上田眼科院長
大木孝太郎　大木眼科院長
井上賢治　井上眼科病院院長

Monthly Book OCULISTA　No. 90

2020 年 9 月 15 日発行（毎月 15 日発行）
定価は表紙に表示してあります.
Printed in Japan

発行者　　末　定　広　光
発行所　　株式会社　全日本病院出版会
〒 113-0033　東京都文京区本郷 3 丁目 16 番 4 号 7 階
　　　電話　(03)5689-5989　Fax　(03)5689-8030
　　　郵便振替口座 00160-9-58753
印刷・製本　三報社印刷株式会社　　　電話　(03)3637-0005
広告取扱店　㈱メディカルブレーン　　電話　(03)3814-5980

Ⓒ ZEN・NIHONBYOIN・SHUPPANKAI, 2020

・本誌に掲載する著作物の複製権・翻訳権・上映権・譲渡権・公衆送信権（送信可能化権を含む）は株式会社
全日本病院出版会が保有します.
・JCOPY ＜（社）出版者著作権管理機構 委託出版物＞
本誌の無断複写は著作権法上での例外を除き禁じられています. 複写される場合は, そのつど事前に,（社）出版
者著作権管理機構（電話 03-5244-5088, FAX 03-5244-5089, e-mail: info@jcopy.or.jp）の許諾を得てください.
・本誌をスキャン, デジタルデータ化することは複製に当たり, 著作権法上の例外を除き違法です. 代行業者等の
第三者に依頼して同行為をすることも認められておりません.